更年期トータルケアインストラクター
永田京子

女40代の体にミラクルが起こる!
ちぇぶら体操
The Change of Life

三笠書房

女性は、やがて誰もが必ず
「女性ホルモン、ほぼゼロ」になる。

本書は、「更年期」のトリセツ《取扱説明書》です。
人生の変わり目に訪れる、
〝これまで経験したことのない不調〟をラクに乗り越える方法と、
今ある不調を消す方法、そして、
年を重ねるほどに**輝きを増すための秘密**を
わかりやすく解説します。

PROLOGUE

“第2の思春期”でもある更年期にくる大波とは？

女性の体の一生は、揺らめく波のように変化に富んでいます。
中でも人生に2度、
「とびきり大きな波」がやってくるのをご存じですか？
1度目は、10代で直面する思春期。
2度目の大波は、そう、40代後半の更年期です。
どちらも**女性ホルモン**が深く関わっています。
第2の思春期ともいわれる更年期には、
いったい何が起こるのでしょう？
急におびただしい汗をかくホットフラッシュや、
のぼせ、疲れやすさ、肩こり……。
実際、更年期の女性の多くが

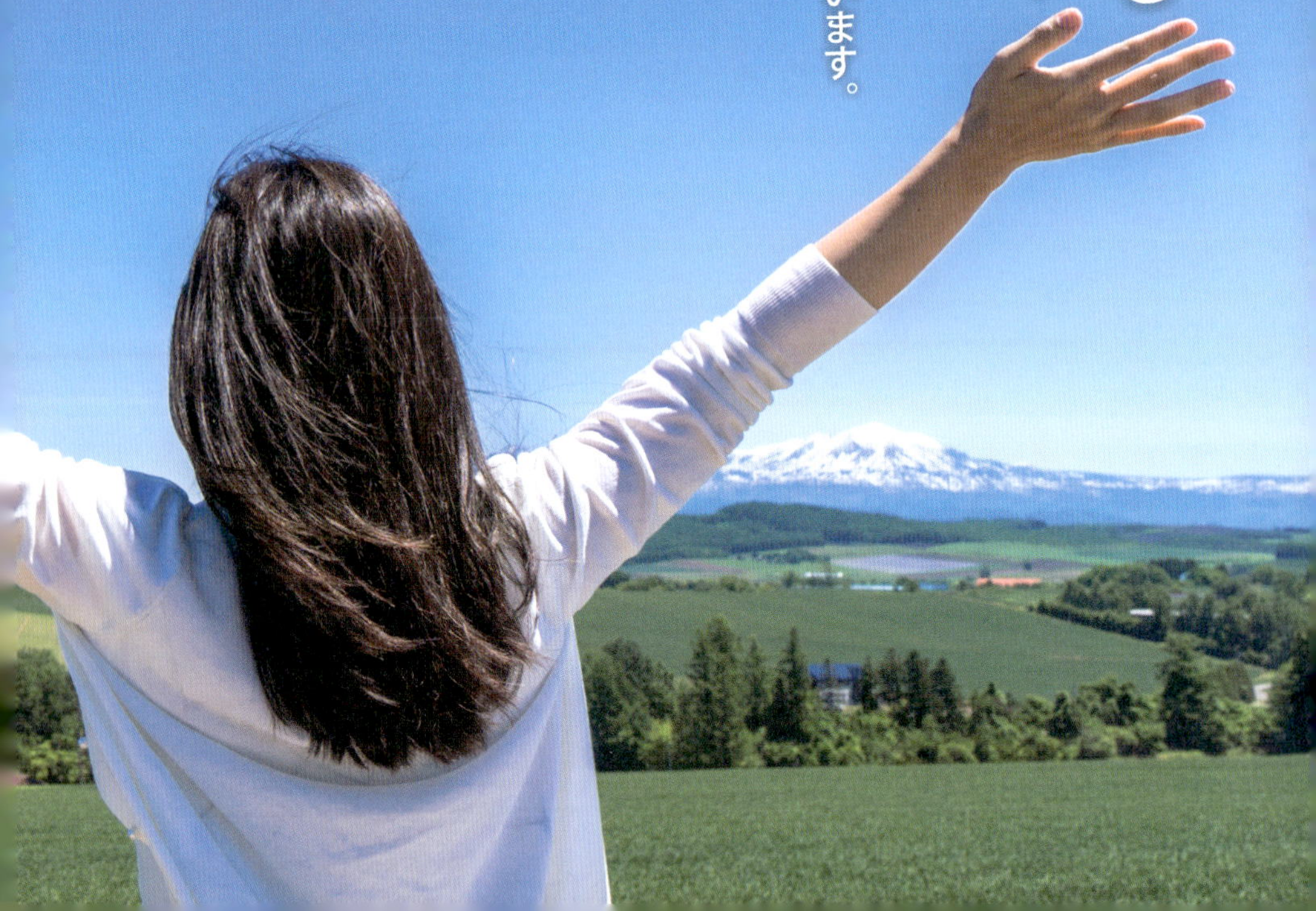

「これまで経験したことのない不調」を感じます。
女性ホルモンがガクンと減るうえに、家庭や
仕事など生活面でも変化が多く、心が不安定になる
「ミッドライフクライシス《中年の危機》」とも重なります。
でも、怖れることはありません。
荒波にのまれて溺《おぼ》れそうになる人もいますが
うまく波をとらえて波乗りを楽しめる人もいて、
どんなサーフィンをするかは個人差が大きいのです。
私は今、「更年期の知識とケア」を伝える活動をしています。
2014年からはじめたセミナーの受講者は2万人を超えました。
企業や自治体で講演させていただくと、

「知らなかった！

ポジティブなイメージにガラッと変わりました」

「不安が消えてサーッと霧が晴れた！」

という反応がよく返ってきます。日本では、多くの女性が
「更年期」についてよく知らないまま、その時期を迎えているのです——。

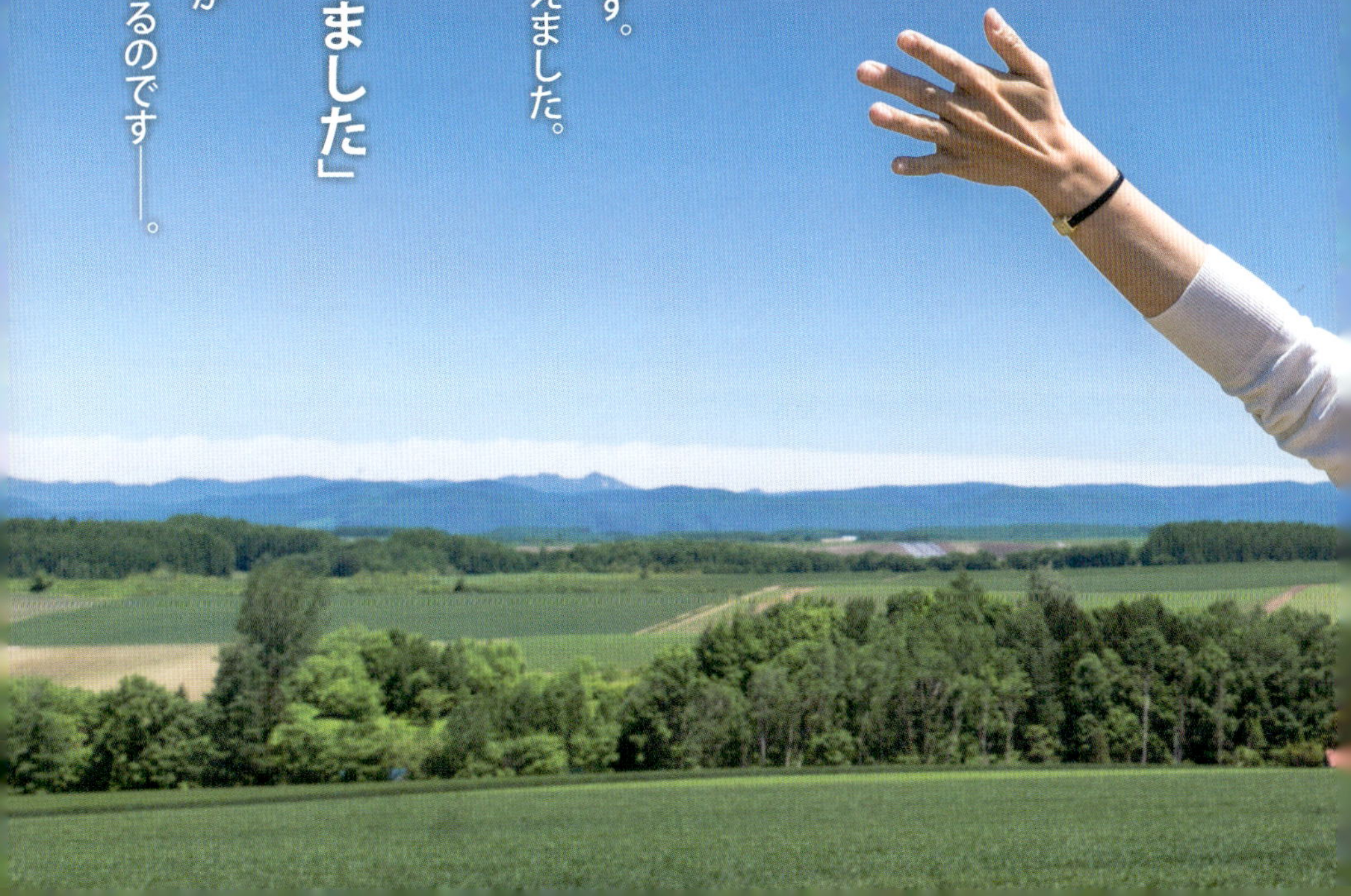

ザ・チェンジ・オブ・ライフ！
気力・体力が整って人生がバラ色に輝く

本書でご紹介しているエクササイズは、「ちぇぶら体操」といいます。『ちぇぶら』なんて、ユニークな名前ですね。意味は？」とよく聞かれますので、さっそく答えを明かしましょう。「ちぇぶら」の由来は、更年期を英語でいう、**「THE CHANGE OF LIFE！（ザ・チェンジ・オブ・ライフ）」にあります。**つまり、**「人生の変化」**という意味です。

「人生が変わるなんて大げさな」と思われるかもしれませんが、10代の思春期の過ごし方が20代に影響したように、更年期もまさに、人生後半を左右する分かれ目なのです。その正体を知って対策やケアに取り組めば、ピンチではなく、これから先の人生を拓《ひら》く大きなチャンスにすることができるのです。

☑ こんな症状があったら、ぜひお試しください！

PROLOGUE

□下腹が出てきた
□太りやすくなった
□顔がほてる
□周りは冷房の温度が「ちょうどいい」というが、私は「暑い！」と思うことがある
□汗をかきやすくなった
□腰や手足が、やたらと冷える
□息切れ・動悸《どうき》がする
□寝つきが悪い、眠りが浅い
□頭痛、めまい、吐き気がすることがある
□疲れやすくなった
□肩こりがひどい
□腰や手足に痛みがある

「ちぇぶら体操」を継続してくださった皆さんからは、**「3年も寝込んでいたけど立ち直れました」「すべての薬を手放せました」「女性特有の悩みもポジティブにとらえられるようになりました」「夫婦仲がすごくよくなりました」**

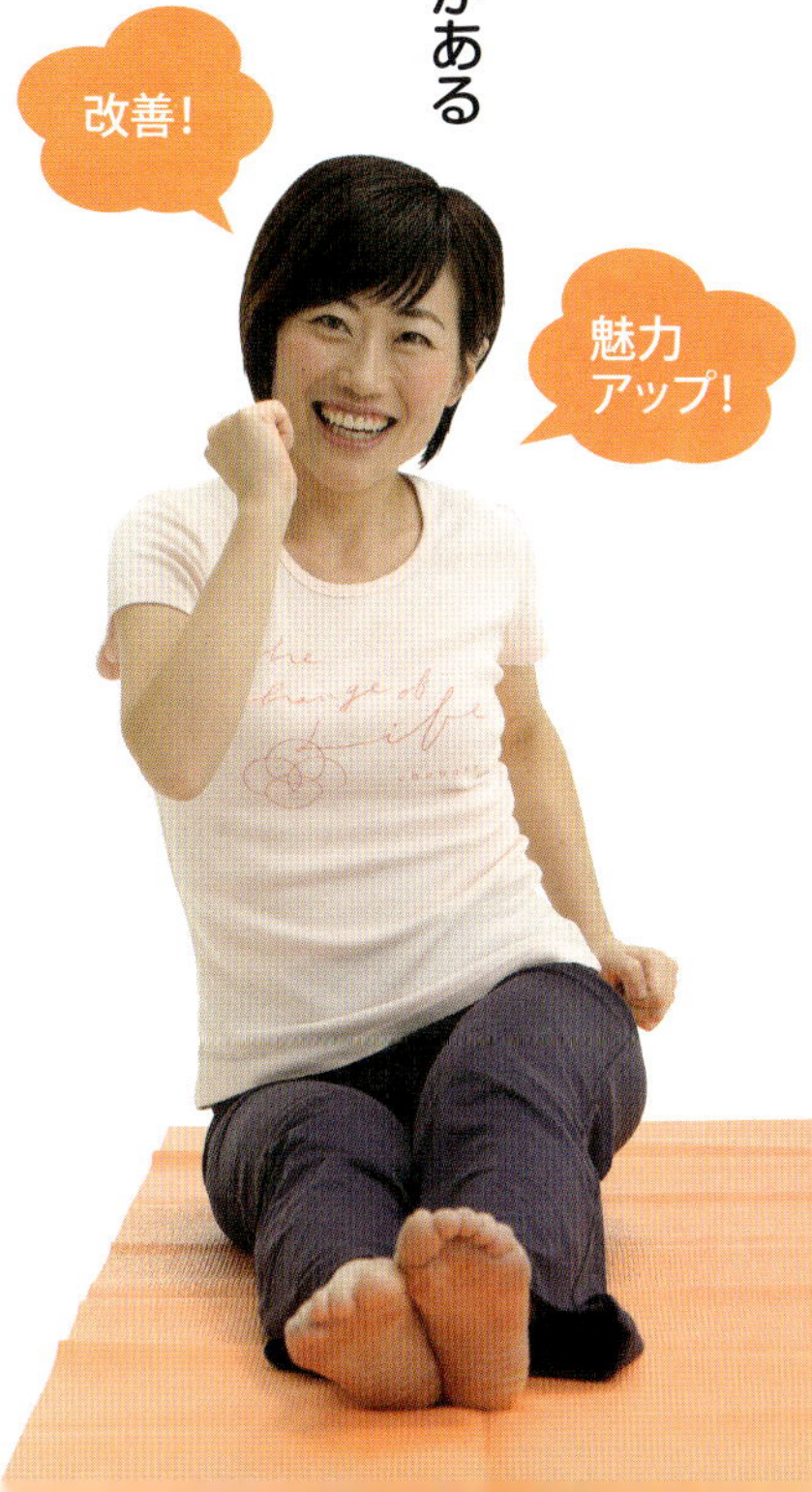

など、喜びの体験報告が相次いで寄せられています。
もちろん、「更年期も、中年の危機も、チャンスに好転させるミラクル」は、誰にでも起こせます。

本書は、人生2度目の大波をラクラク乗り越えるための体と心の「取扱説明書」、そして、持っていて安心の一冊まるごと救急箱です。

どこにいても元気をチャージできる「ちぇぶら体操」も満載ですから、いつも身近に置いてご活用ください。もちろん、見た目も魅力的になる体操です。

繰り返しますが、更年期を知り、正しいケアをすれば、体調は天と地ほど違ってきます。そのことをどうしてもお伝えしたくて、講演会活動のほか、川柳《せんりゅう》、演劇、ラップミュージックなども駆使して、大声でアナウンスしています。**体、心、人生、まるごと大転換。**

「ちぇぶら体操」で、心と体、人生をまるごとポジティブに大転換しましょう。**合言葉は、ちぇぶら。ザ・チェンジ・オブ・ライフ！**

あなたのこれからの人生を照らすきっかけになれば、最高にうれしく思います。

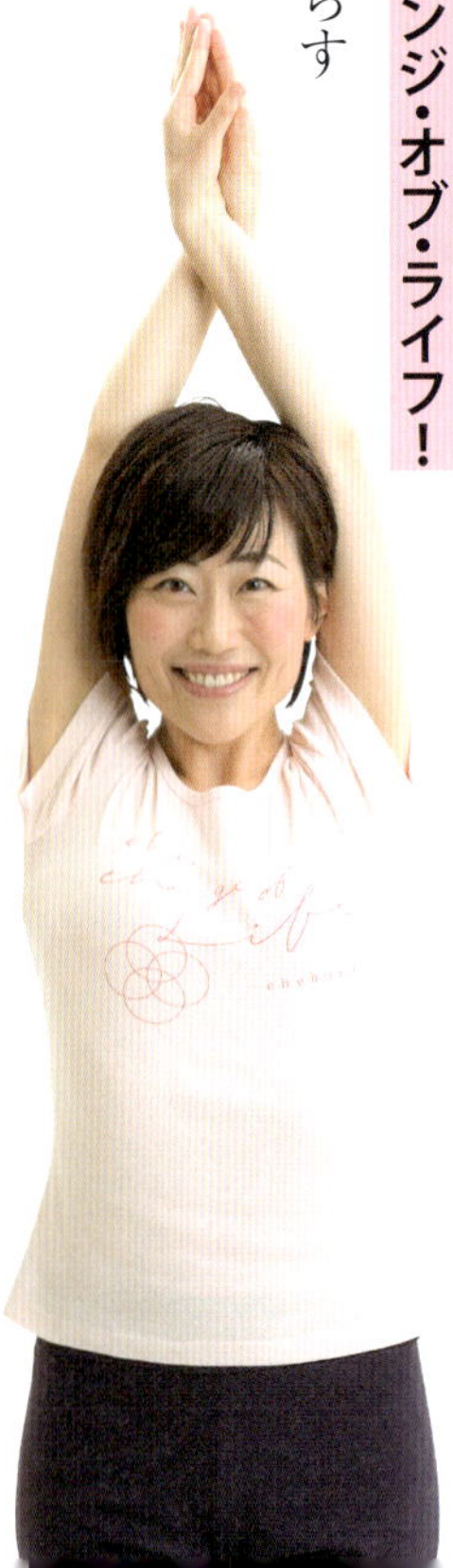

PROLOGUE

「ちぇぶら体操」の信頼の秘密

「ちぇぶら体操」は、**信頼のおける専門家の意見**や**科学的根拠**のほか、**実際に試してくれた方々の経験**に基づいています。安心して取り組んでいただけます。

信頼の秘密❶

私自身も悩んでいたから、親身に相談にのれます

40代までは体調は良好でした。しかし50歳を過ぎたころから、朝に手指が痛くてこわばる、眠りの質が落ちるなどの症状が。ストレスがひどくかかったときには免疫の暴走が起こり、1カ月も入院しました。女性ホルモン補充療法は続けていますが、60代になってからは量を減らし、食事に気をつけ、適度な運動をしています。ストレッチやウォーキング、健康診断も体メンテナンスの習慣にしています。

私のライフテーマは女性の生涯健康支援。自分も皆さんも喜んでくれる女性のヘルスケアの一環として、ちぇぶらの活動に協力、アドバイスをさせていただいています。

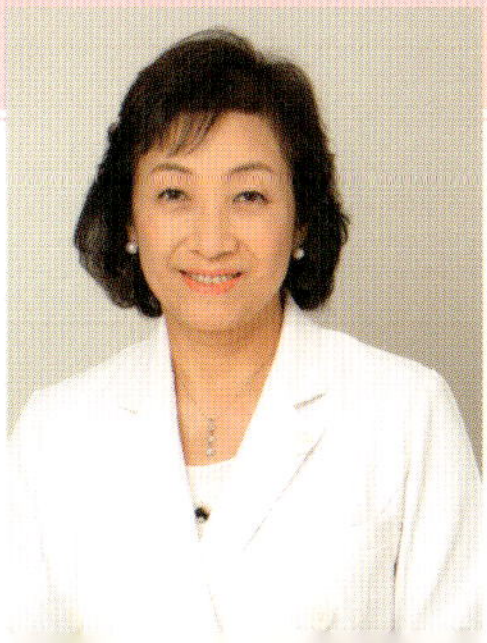

対馬《つしま》ルリ子さん　61歳

医師・医学博士、NPO法人ちぇぶらアドバイザー

対馬ルリ子女性ライフクリニック銀座院長

信頼の秘密2

絶不調の3年の間に、体について徹底的に学んで、明るさと自信が戻った

42歳ごろから、めまい、息切れ、ホットフラッシュなどの症状に次々に見舞われ、44歳から3年ほどは寝たきりに。一時は体重が35キロまで減って、「50歳までは生きられない」と本気で思っていました。回復のきっかけは「ママがいてくれるだけでいいから」という子どもたちの言葉でした。心が軽くなり、改善のヒントになりそうな情報を集めて次々試していたら、気持ちが前向きになり、健康や美容の情報発信をする現在の活動につながりました。

回復に7年を要しましたが、振り返れば有意義な時間で、あのときがあったからこそ今の私があると思っています。「ちぇぶら」の活動に賛同して、私の経験を皆さんにお話ししています。

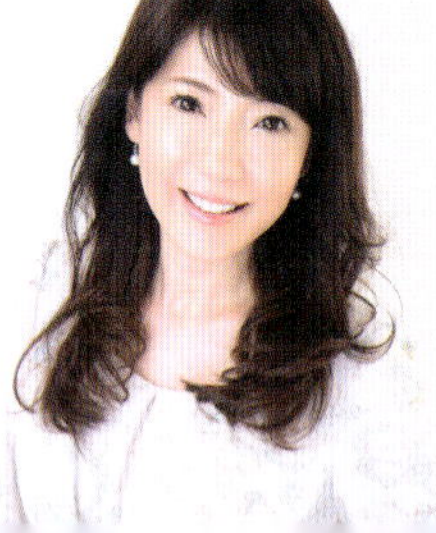

飯塚《いいづか》かこさん　59歳
おうち美容研究家、NPO法人ちぇぶら会員

このほかにも「ちぇぶら体操」には、症状を緩和する効果の秘密があります。本文で順に明かしていきますね。次は**「ちぇぶら体操」体験者たちの声**です。

PROLOGUE

更年期のトンネルを抜けた喜びの声、続々！

自分の体と向き合い、不調をクリアした方々の体験談は、大きな勇気を与えてくれます！

体験者の声❶

「ちぇぶら体操」を継続して自分の状態がわかるように！

「更年期かもしれない」と思ったのは、独立起業して2年が過ぎたころでした。夫が急死し、子育てと仕事を両立させる忙しい日々。頭痛や肩こりの症状に加え、疲れが取れないので熟睡できず、気持ちの浮き沈みも大きくなりました。そして、息子の「お母さんじゃないみたい」という言葉で、更年期外来へ。医師に「更年期障害です」といわれ、肩の荷がスッと軽くなりました。治療と並行して、運よく「ちぇぶら体操」に出合いました。**「ちぇぶら体操」は毎日続けています。**継続していると、自分の心や体の状態もわかるように。自分の状態を客観視すること、**毎日少しずつでも体操を継続することが、健やかに過ごすコツだと確信**しています。

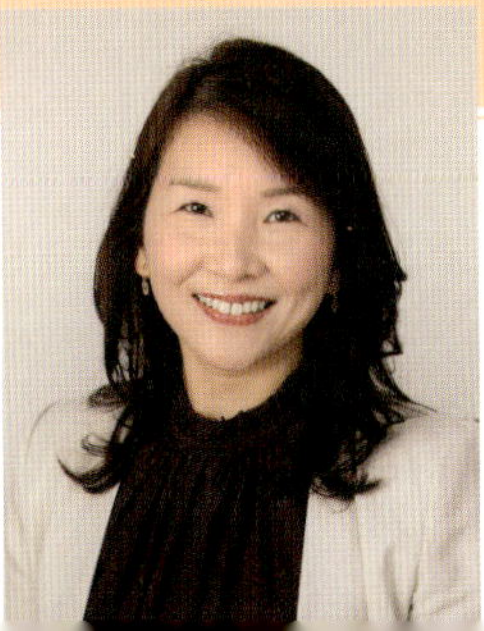

蒲生智会《がもうちえ》さん　52歳
経営者

そして、2万人以上の女性が笑顔に！

体験者の声②③

すべての薬を手放し、仕事力アップ！　Yさん　48歳　会社員

管理職という仕事柄、胃がチクッと痛むことも多く、自分を支えるために薬は手放せませんでした。胃腸薬、便秘薬、頭痛薬、睡眠薬など、更年期に入ると飲む回数も増えてしんどかったのに、あるとき大変化が！　友人の紹介で「ちぇぶら体操」をはじめたら食事が**おいしく食べられ、便秘、不眠、肌アレ、頭のもやもや感まで、次々改善**したのです。**気がつけばすべての薬が不要に。**自信がついて仕事にも意欲的になり、現在、新規プロジェクトの立ち上げで駆けまわっています。薬を飲んでいたときより体も心もずっと快調。運動こそ一番の薬と知りました。

気持ちも明るくなり、ホッと安心しました！　Nさん　51歳　公務員

電車の中で、ホットフラッシュに襲われそうになったとき、覚えたての呼吸法にトライ！「息を吸う、息を吐く」をして**パニックになりそうな恐怖から無事に脱出できました！**　心と体はつながっていると実感しています。

このように、「ちぇぶら体操」で、すでに2万人の女性が笑顔になっています。

さあ、次は、あなたが実感する番です！

CONTENTS

PROLOGUE

CHAPTER 1 進化するカラダ

人生半ば、すべての女性が乗る〝急降下スライダー〟とは？

CHAPTER 3 実践！ ちぇぶら体操

女の体にミラクルを起こす！

CHAPTER 4
知るだけで心がポジティブ・チェンジ！
メンタルと人生にミラクルを起こす！

CHAPTER 5
更年期症状と間違いやすい病気
こんな異変に気づいたらどうする？

CHAPTER 1

［進化するカラダ］

人生半ば、すべての女性が乗る
“急降下スライダー”とは？

つい誰かに話したくなる更年期の基礎知識

Q1 更年期って、いつ？

「閉経」の前後10年、およそ45～55歳が更年期です。閉経が近づくと、月経周期が短くなったり長くなったりと、不規則になりやすくなります。この時期、女性であれば誰もが女性ホルモンの分泌が急低下し、更年期以降は全員、女性ホルモンがほぼゼロになります。

Q2 閉経の年齢は？

生理が、一年以上こなければ「閉経」と見なされます。個人差や環境により違いはありますが、日本人の平均は50歳です。閉経の年齢は国や地域によっても違い、フィリピンの女性は47～48歳、ペルーの女性は45～47歳、アフリカ・ナイジェリアの女性は52・8歳と報告されています（※1）。

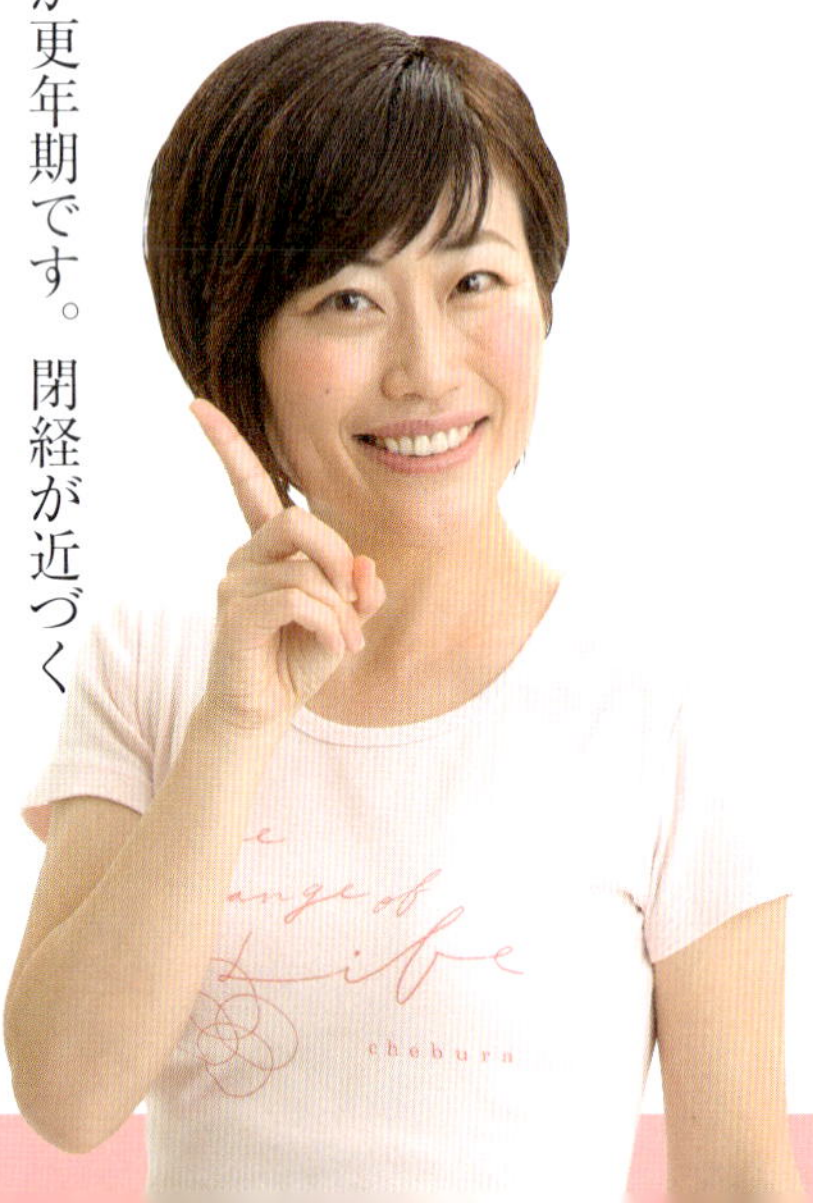

※1 （「Factors Associated with Age at Natural enopause in a MultiethnicSample of Midlife Women」より）
※2 （厚生労働省「平成29年度衛生行政報告例」と「平成29年人口動態統計」から算出）

Q3 なぜ生理が止まるの？

卵巣の働きと、女性ホルモンの分泌量が急に減少するため、生理が止まり、閉経します。**ただし、生理が止まっても、その後1年ほどは妊娠する可能性は十分にありますので妊娠を望まない場合は避妊をしましょう。**実際、中絶の割合は20代未満の次に45～49歳が高くなっています（※2）。

更年期の生理不順だと思っていたら妊娠していた、というケースや、母子ともにリスクが高く妊娠継続が難しいケース、経済的な問題で産めない場合もあり、40代後半では約半数の48％の方が「産む」よりも「中絶」を選択していることがわかります。

妊娠総数に占める中絶の割合

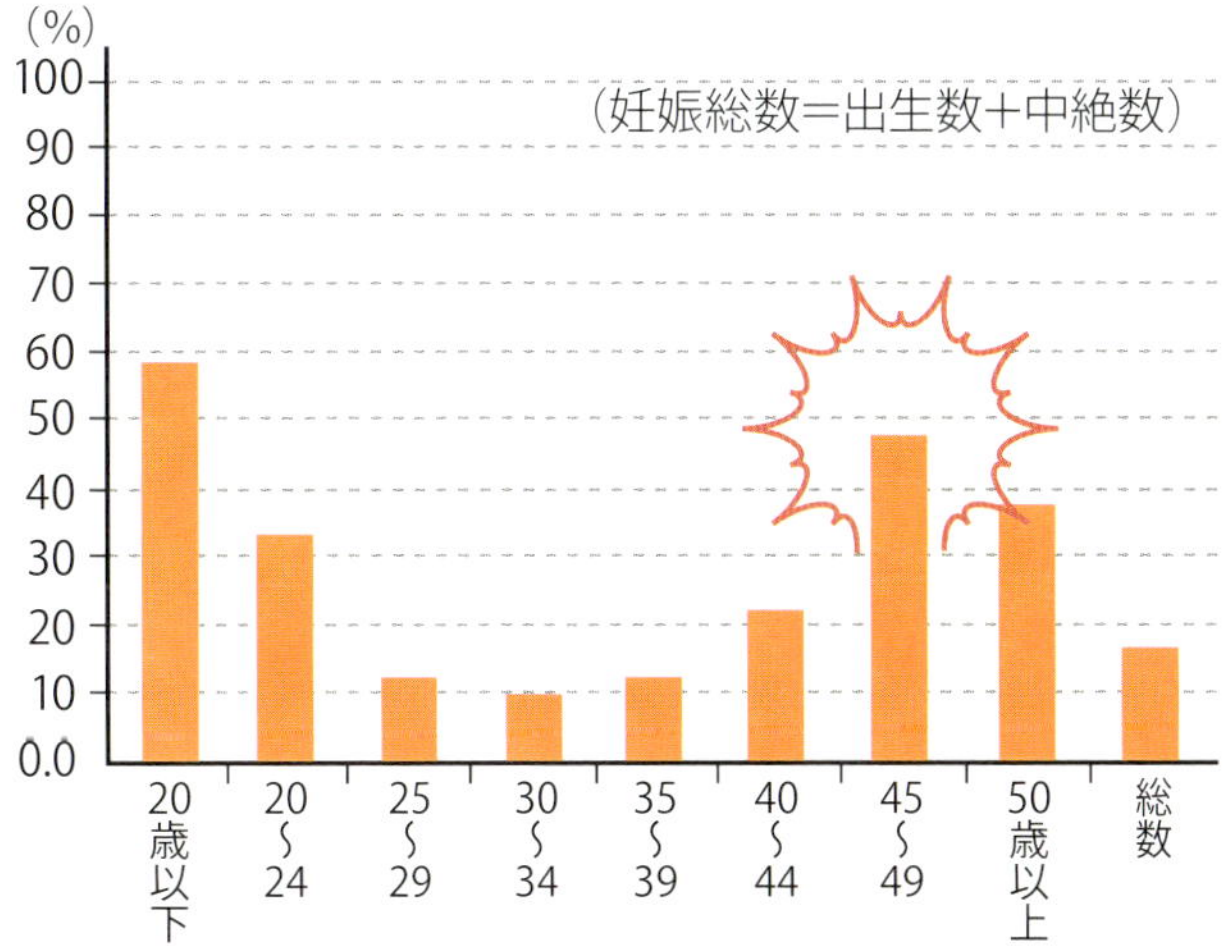

「平成29年人口動態統計」「平成29年度衛生行政報告例」より作図

「箸が転がってイラッ！」。人生を変えた40代女性の衝撃の一言

40歳を過ぎると、更年期特有の多様な症状があらわれやすくなります。ただし、「ここからが更年期」という明確な境界線はないので、自分でもわからないままこの時期に突入し、戸惑うケースはよくあります。Y・Hさん（49歳）もこう証言します。

「私がまず気になった症状はイライラ感。新聞の字が見えづらい、体重が少し増えたなど、些細なことにイラつき、テレビを観てクスクス笑う夫の声にもキーッ。心が落ち着かないと忘れっぽくなるのか、思春期の息子に「さっき、いったじゃない」と、たびたび指摘されてムカッ。夜も神経が高ぶって眠れず、横でぐっすり寝ている夫を見てまた腹が立つ。朝の目覚めも悪いし腰痛もあるから、食事の準備をしながらまたイラつく……。これはちょっと普通じゃない、と自覚しました」

実はこれ、更年期ならよくあることで、Y・Hさんも同世代の友人に打ち明けたところ、「わかる、わかる！」と共感してもらえ、少しラクになったとか。

そう、更年期は感情が大きく揺れる多感な時期。卵巣から分泌される女性ホルモンは別名「ごきげんホルモン」といわれ、心と非常に密接なのです。女性ホルモンの減少にともない、喜怒哀楽が極端にあらわれるのが一つの特徴です。

「帰宅中、これという理由もないのに涙が止まらなくなり、困ったことがあります。あとで、『ああ、あれが更年期のはじまりだ』と気づきました」（48歳）

「以前は、多少の落ち込みも一晩で回復できたのに、頭の中の霧のようなモヤモヤ感がずっと抜けず、不安でたまりませんでした」（49歳）

「『大丈夫？』と聞かれ、『それ嫌味？』と相手の言葉を素直に受け止められない自分がまた嫌になる。その繰り返しが私の更年期」（50歳）

自分の心に振りまわされて「私、どうしちゃったの？」「なんでこうなるの？」と思ったなら、更年期のサインかもしれません。

「箸《はし》が転がっても笑う年ごろ」といえば女の子の思春期ですが、「箸が転がってもイラッとする年ごろ」といえば更年期ともいいます。「失礼な！」と怒られそうですが、講演でこの話をすると、やはり皆さんが大きくうなずかれます。

更年期にあらわれる不調は驚きの200〜300種類！

私が「更年期は多感」だと知ったのは、人生で初めてセミナー講師を務めたときのこと。機会を得て40代以上の女性向けにセルフケアの連続講座を行なったのです。そのとき、「今、更年期の最中」だという一人の参加者が、**「自分の感情がうまくコントロールできず、家族に強く当たってしまうんです」**と告白してくださったのです。その言葉が胸にズンと響きました。

「そういえば……」と気づいたのは、ごく身近にも同じ苦しみを味わった人がいたことでした。私の母です。のちほどまた話しますが、この気づきが私が更年期ケアを本格的にはじめるきっかけになったのです。**変化は体にもあらわれます。**顔がほてる、腰や手足が冷える、頭痛、めまい、吐き気、息切れ・動悸、便秘・下痢、胃痛、ドライアイ、皮膚のかゆみや湿疹、頻尿・尿もれなども代表的な症状です。私たちの調査でわかった不調の上位は次の通りです。

「もしかして更年期?」と感じた不調ランキング

（ちぇぶら調べ）

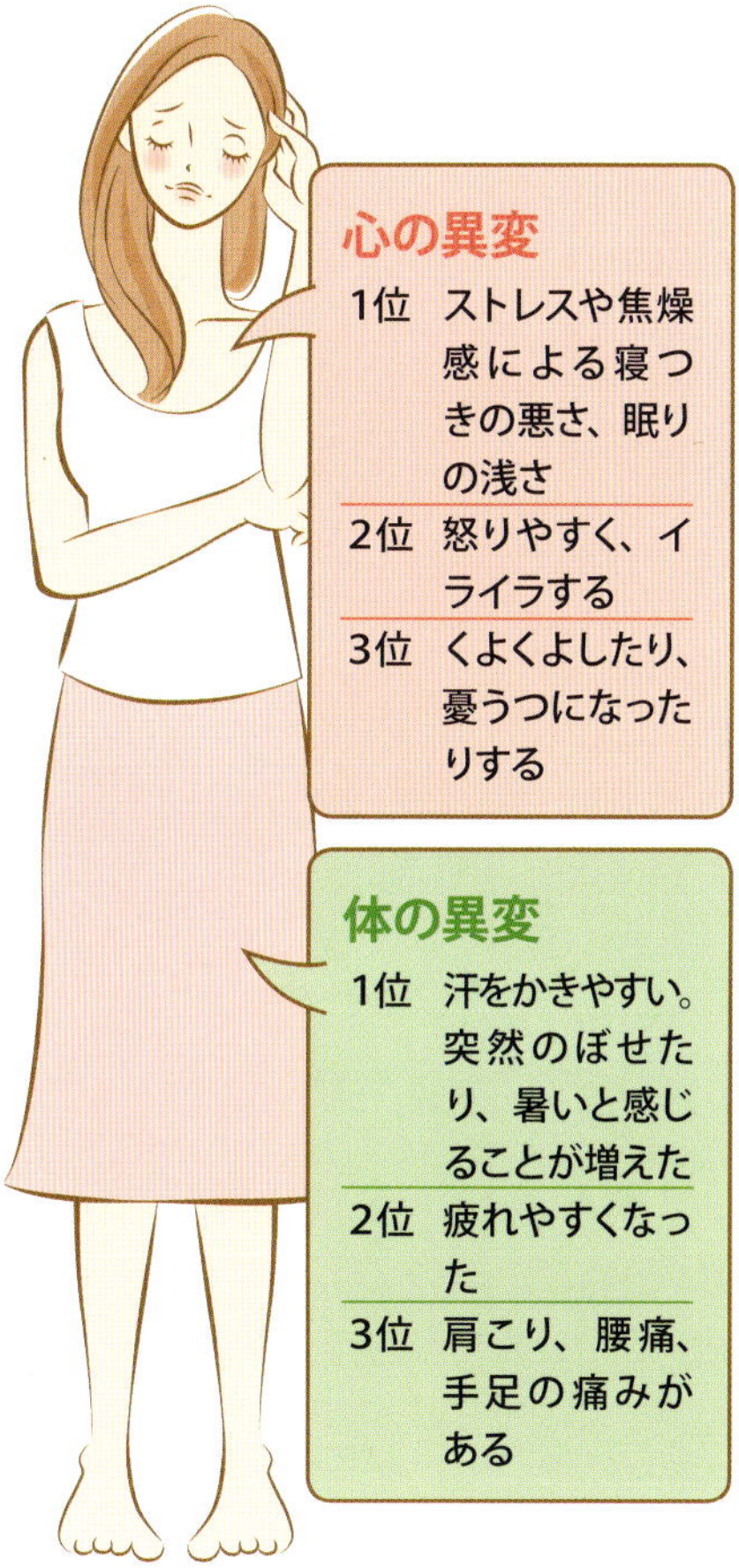
心の異変
1位 ストレスや焦燥感による寝つきの悪さ、眠りの浅さ
2位 怒りやすく、イライラする
3位 くよくよしたり、憂うつになったりする
体の異変
1位 汗をかきやすい。突然のぼせたり、暑いと感じることが増えた
2位 疲れやすくなった
3位 肩こり、腰痛、手足の痛みがある

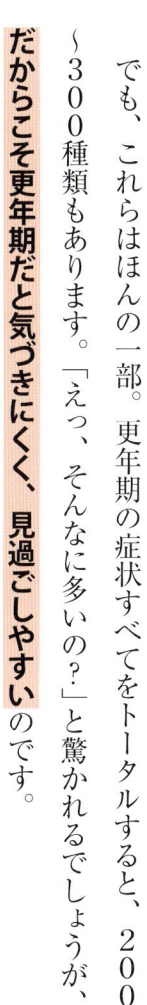

でも、これらはほんの一部。更年期の症状すべてをトータルすると、200～300種類もあります。「えっ、そんなに多いの?」と驚かれるでしょうが、**だからこそ更年期だと気づきにくく、見過ごしやすい**のです。

体調がすぐれなくても、我慢してやり過ごしている人が大半です。病院に行っても単なる不定愁訴《しゅうそ》や自律神経失調症と診断されたりすることも少なくありません。更年期になんらかの不調を感じる人は10人に9人もいます。4人に1人は**日常生活に支障が出るほど重い「更年期障害」**となり、長く寝込んでしまう人もいるのです。

あるある！「おとな女子川柳」で笑って学んで

更年期の症状は十人十色ですが、女性として当たり前の過程であり、ことさら触れるのを嫌がるのもおかしな話です。知っていれば「もしかして……」と早めに気づいて対策を取ることができますし、よくわからない不安も消えるでしょう。そこで、「どうせなら楽しく症状を知ろう」と、「おとな女子川柳」を募集しました。ユーモアあふれる作品がたくさん寄せられましたので、ちょっとご紹介。笑いながら、起こり得る症状の予備知識を増やしてください。

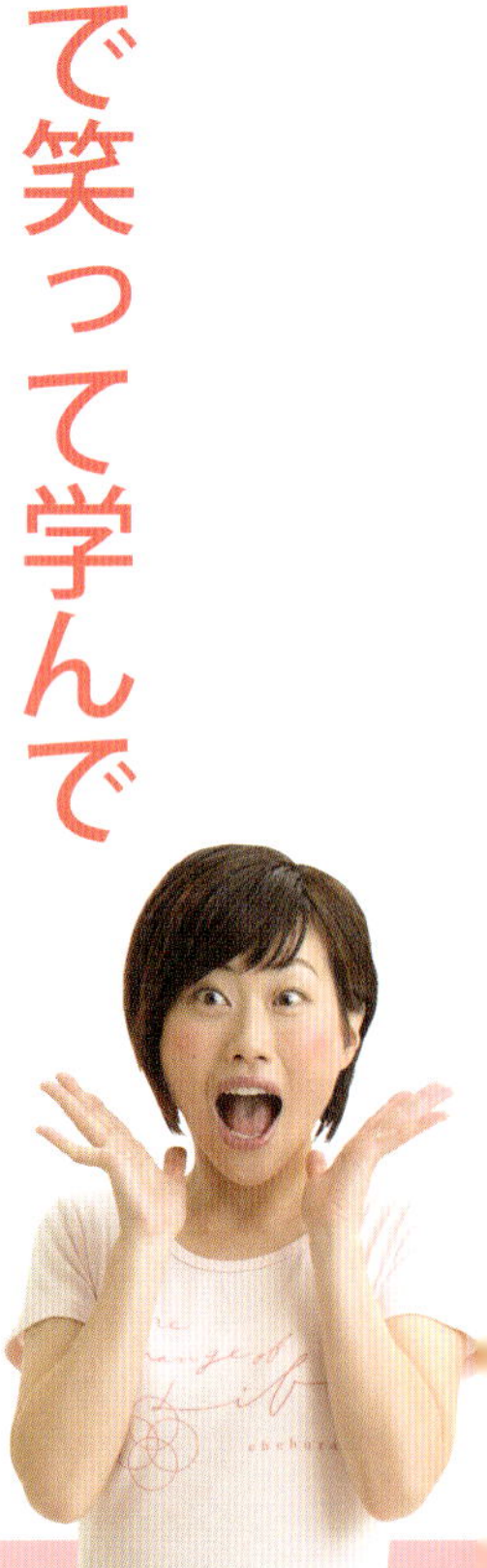

今までと　暑さが違う　コーネンキ

ほてり

胸のどきどき　恋ではなくて　動悸です

動悸

つまずいて　振り向くけれど　何もなし

筋力低下

眠れない　仕方ないので　晩酌だ

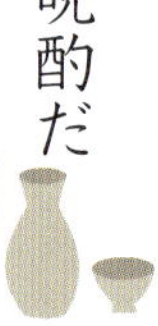

睡眠

なぜ見えぬ？　小さい文字と　赤い糸
老眼

私と地球　揺れているのは　どっちかな
めまい

ハイタッチ　腕が上がらぬ　四十肩
四十肩

「こんにちは」どうして名前が　出てこない
物忘れ

エネルギー　怒るときだけ　最高潮
イライラ

ひと休み　立った分だけ　寝て過ごす
疲れやすい

寝汗だよ　サウナいらずだ　安上がり
ホットフラッシュ

周りの方は　つかずはなれず　いい関係
人間関係

なんだっけ？「あれこれそれ」が　多くなる
記憶力低下

さあやろう！　思ってかれこれ　30分
やる気低下

なぜ増える　シミ・シワ・白髪・皮下脂肪
代謝低下

落ちたかな？　女子力　体力　記憶力
体力低下

このニつがダブルで襲ってくるから大変なのです

女性ホルモンには**「エストロゲン」**と**「プロゲステロン」**の2種類があります。

気持ちを明るくし、集中力ややる気を高めて「ごきげん」にしてくれるのは、エストロゲンのほう。**要は、「攻めのホルモン」**で、肌や髪にツヤを出したり、骨や血管を強くしたり、脳の働きをよくして記憶力を高めたりと、女性らしい美しさや若さの維持に貢献してくれます。

もう一方の**プロゲステロンは、「守りのホルモン」**。妊娠に備えて子宮内膜を厚くしたり、体温を上げたり、気分を抑制して私たちに無理をさせないようにする作用があります。更年期以前は、通常、この2種類のホルモンがバランスよく働くことで心身が健やかでいられます。

女性は40代までは心筋梗塞《こうそく》などの重篤《じゅうとく》な病になりづらく、寿命も男性より6~7年長いですよね。これも女性ホルモンのおかげで、「女性ホルモン＝美と健康の守り神」ともいえます。更年期に入って、その〝守りの力〟がドッと下がれば、どうなるでしょう。心も、髪も、肌も、骨も、血管もピンチです！

さらなるピンチは、「女性ホルモン」の乱れが、「自律神経」を巻き込んで乱れを引き起こすこと。

自律神経の役目といえば、体温から血圧、心拍、消化まで、生命活動の根幹を一手にコントロールすること。その働きがぎくしゃくすれば、さあ、大変。心臓も、血管も、内臓も、呼吸器も不調に陥ってしまいます。つまり、更年期は「女性ホルモンの乱れ」と「自律神経の乱れ」のダブルパンチに見舞われる時期。全身にたくさんの症状があらわれて当然なのです。

ダブルの乱れ

女性ホルモンの低下

エストロゲン

攻めのホルモン
- 髪や肌のツヤ
- 血管のしなやかさ
- 骨量保持
- 記憶力を高める
- 気持ちを明るく保つ

など

プロゲステロン

守りのホルモン
- 体温を上げる
- 子宮内膜の調整
- 月経周期の調整など

自律神経の乱れ

- 体温調整
- 心拍数・血圧の調整
- 胃腸など消化器の働きを調整
- 興奮とリラックスの切り替えなど

数々の不調は「脳のパニック」が原因だった

更年期にあらわれる数々の症状は、体のびっくり反応のようなもの。それまで「あった」ものが「なくなる」ことは、何かにつけストレスをともなうものです。更年期は、それまで何十年と分泌されていた女性ホルモンが出なくなっていく過程なので、びっくりどころか「パニック」ほどの過剰反応が出て不思議ではありません。ではパニックの発信源は？　脳科学的に見ると大脳の「視《し》床下部《しょうかぶ》」というところです。そのメカニズムを簡単に追ってみましょう。

視床下部の動揺

女性ホルモンは、脳の中にある視床下部の指令を受けた卵巣から分泌されます。たとえれば、**視床下部が「ボス」**、**卵巣が「部下」**という位置づけです。

女性ホルモンが減ってくると、ボスは「卵巣さん、女性ホルモンをつくって」と指示します。卵巣は指示に応えようとしますが、機能低下がはじまってい

焦る視床下部、うまく働けない卵巣

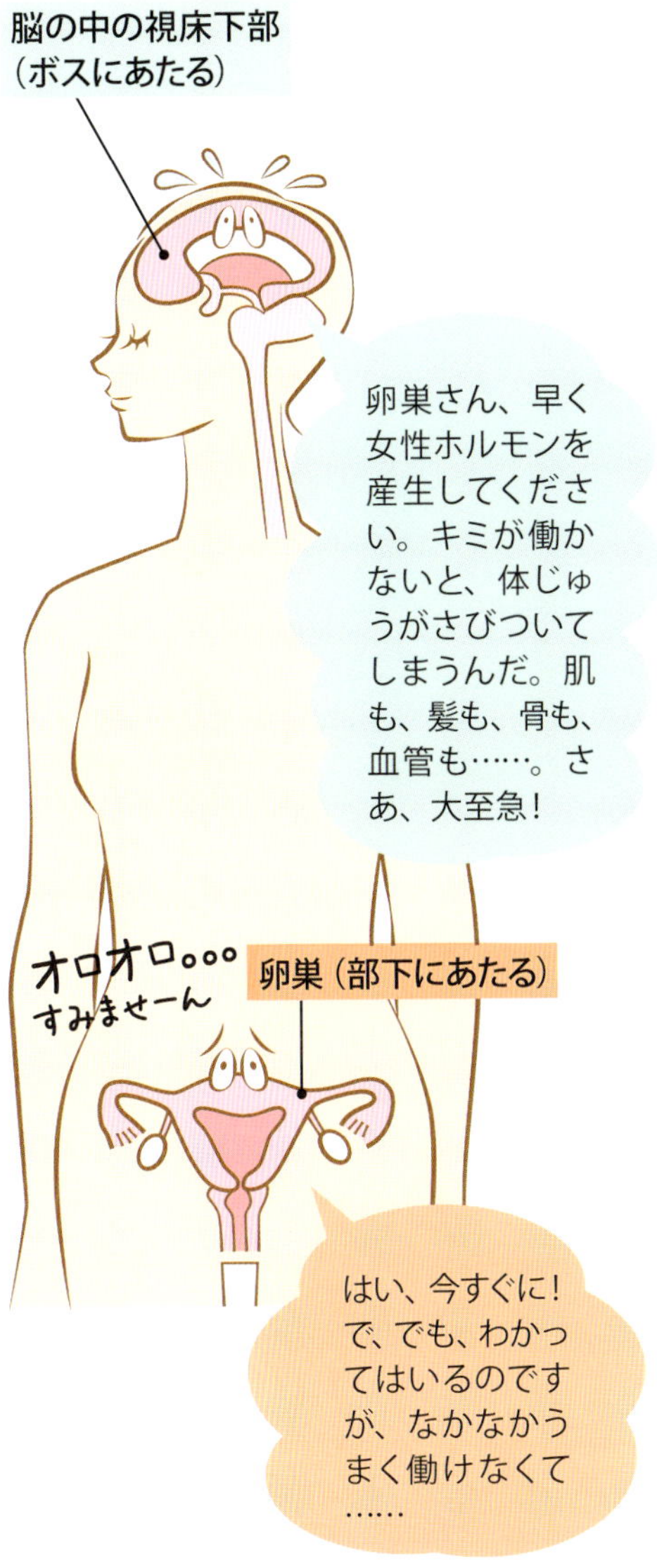
脳の中の視床下部
（ボスにあたる）
卵巣さん、早く女性ホルモンを産生してください。キミが働かないと、体じゅうがさびついてしまうんだ。肌も、髪も、骨も、血管も……。さあ、大至急！
オロオロ。。。
すみませーん
卵巣（部下にあたる）
はい、今すぐに！で、でも、わかってはいるのですが、なかなかうまく働けなくて……

て速やかに動けません。ボスは、期待通りに女性ホルモンをつくれない部下に焦り、やがてパニックに。この騒動で、同じく視床下部の部下である自律神経も上司のパニックのとばっちりを受けます。自律神経がコントロールしている心拍、血圧、呼吸、体温なども次々に乱れ、動悸・息切れ、ホットフラッシュ……の大混乱。ただし、閉経後、時間がたてばボスも平静を取り戻します。**更年期は「体が慣れるまでの期間」**という見方もできるわけです。

終着点は「女性ホルモン、ほぼゼロ」。〝急降下スライダー〟10年の変遷

更年期に起こる女性ホルモンの大変動は、「急降下スライダー」にたとえられるでしょう。ちょっとイメージしてみてください。ジェットコースターで地上数十メートルの高さから、一気に地上まで猛スピードでザーッと滑り落ちていくスリル感を。**更年期には、それほどの急勾配で女性ホルモンが激減するのです。**

女性ホルモンは10代前半から分泌量が増えはじめ、20代半ばから急増し、しばらく高い状態をキープ。35歳ごろから徐々に低下しはじめます。

そして〝更年期の急降下スライダー〟である45～55歳ごろまでの約10年の間にあなたに何が起こるのか、その変遷《へんせん》を、図のように三つの時期に分けて見てみましょう。

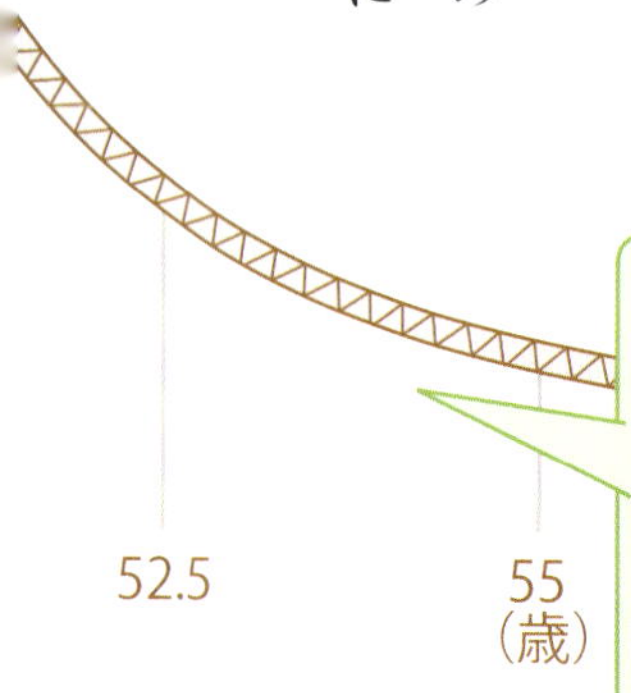

55歳～（後期）

ほぼゼロ地点まで落ちたあとは、心身壮快！

閉経すると女性ホルモンは分泌されなくなり、やがて「ほぼゼロ」に。体が慣れてくると諸々の更年期症状も落ち着き、もう女性ホルモンに振りまわされなくなります。更年期には必ず終わりがあり、急降下の先に壮快感がやってきます。

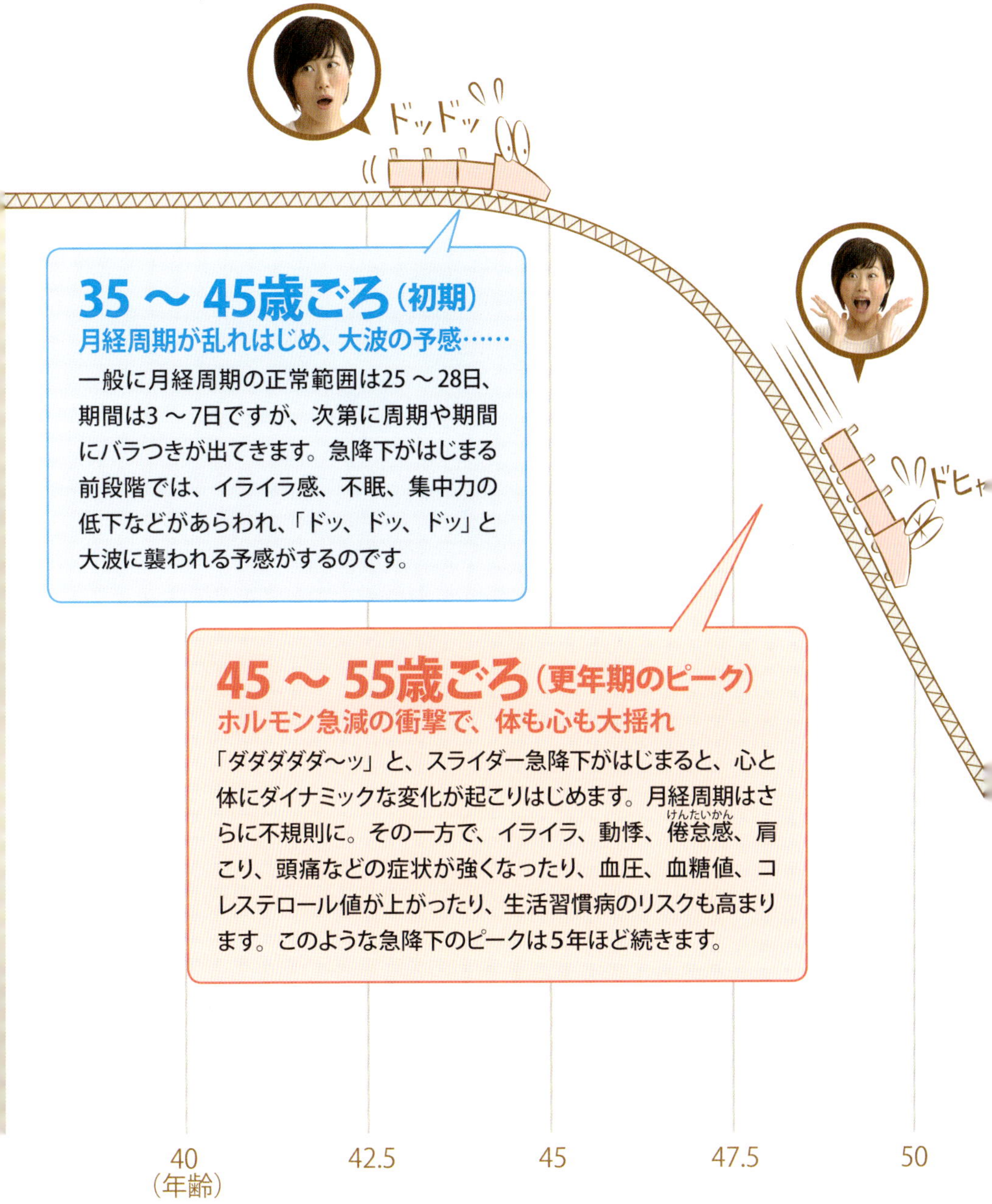

35 ～ 45歳ごろ（初期）

月経周期が乱れはじめ、大波の予感……

一般に月経周期の正常範囲は25 ～ 28日、期間は3 ～ 7日ですが、次第に周期や期間にバラつきが出てきます。急降下がはじまる前段階では、イライラ感、不眠、集中力の低下などがあらわれ、「ドッ、ドッ、ドッ」と大波に襲われる予感がするのです。

45 ～ 55歳ごろ（更年期のピーク）

ホルモン急減の衝撃で、体も心も大揺れ

「ダダダダダ～ッ」と、スライダー急降下がはじまると、心と体にダイナミックな変化が起こりはじめます。月経周期はさらに不規則に。その一方で、イライラ、動悸、倦怠感《けんたいかん》、肩こり、頭痛などの症状が強くなったり、血圧、血糖値、コレステロール値が上がったり、生活習慣病のリスクも高まります。このような急降下のピークは5年ほど続きます。

なぜ女性ばかり？ 男性との違いはスライダーの勾配差にあった

「それにしても、なぜ女性ばかりがつらい思いを？」と思った方も、いるかもしれません。その気持ち、わかります。もちろん、**男性にも更年期はありますし**（男性更年期については、124ページを参照）、女性と同じように更年期症状もあらわれます。それでも男性は閉経というわかりやすい指標がないため、「更年期＝女性の激動期」という誤解があるのでしょう。

男性の場合、更年期症状が出やすい時期が女性より遅く、55〜65歳が平均的です。

もう一つの違いは、**男性の更年期は変化の波が比較的小さく、女性ほど際立った症状があらわれにくい**ことです。なぜなら、男性の、男性ホルモン減少のスピードはとてもゆっくりで、70歳になっても、20代の半分程度は分泌され続けるからです（次項参照）。そのため、還暦《かんれき》（60歳）を過ぎてから子どもを授かることも可能なのです。

こうした更年期の事実をわかりやすく伝える手法の一つとして、2018年、私たちは劇団を立ち上げ、演劇『コーネンキの国のアリス』を上演しました。

主役の40代のOLであるアリスが急勾配のスライダーを勢いよく滑り落ちて、コーネンキの国に迷い込むのに対し、男性はゆるやかなか滑り台をゆうゆうと滑り降りてくる。そのシーンには、観客の皆さんから「印象的だった。更年期の男女差がよくわかったよ」という感想をいただきました。

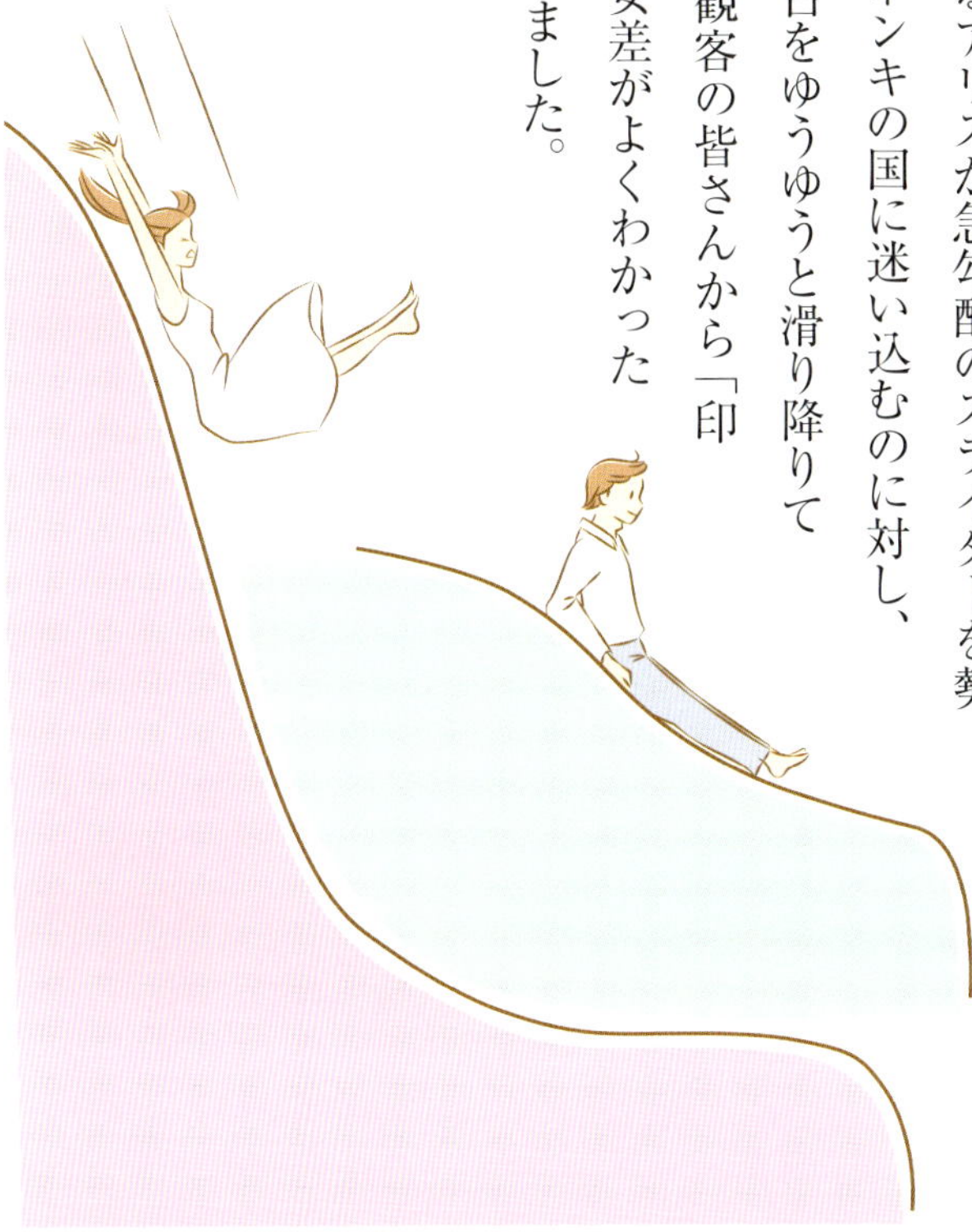

年を取ると、おばあちゃんがおじいちゃんっぽくなる謎を解く！

男性ホルモンに関して、もう一つ、見逃せない真実があります。人間は男女ともに両方の性ホルモンを持っていて、男性も副腎皮質《ふくじんひしつ》から微量の女性ホルモンが分泌されているのです。左のグラフは、加齢とともに変化する男女の性ホルモンの量を示したもの。

女性の場合、閉経後は女性ホルモンがほぼつくられなくなりますが、男性ホルモンのほうは、成人期とほぼ変わらず産生され続けます。

男性は、更年期に入る50代半ばごろから、男性ホルモンと女性ホルモンの両方がゆっくり減りはじめます。

グラフの60歳ごろの「女子の、女性ホルモン量」と「女子の、男性ホルモン量」を見てください。**女性ホルモンより男性ホルモンのほうが多くなっています。**

つまり、更年期以降、女性ホルモンと男性ホルモンの逆転現象が起こるのです。

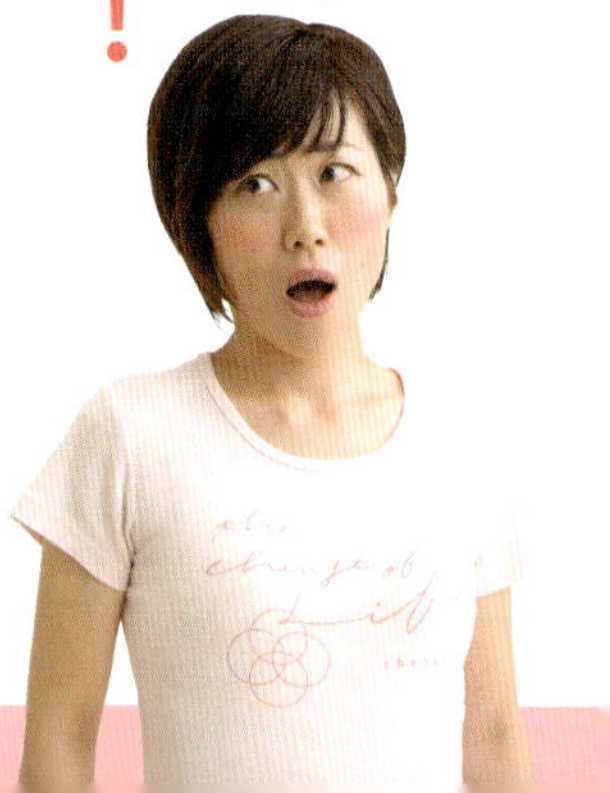

では、60歳ごろの「男子の、女性ホルモン量」と「女子の、女性ホルモン量」を比較すると——、なんと、「男子の、女性ホルモン量」が、「女子の、女性ホルモン量」を上回っています。男性は女性ホルモンの減少もゆるやかで、60歳以降は、そのまま男性のほうが女性ホルモンが多い状態が続きます。以前、講演でこの話をしたら、受講者が「なるほど！　だから年を取るほど、おばあちゃんはおじいちゃんっぽくなるんですね！」と、感嘆の声をあげました。ホルモン値を見れば、この解釈は間違っていません。

実際、更年期を過ぎたら、やる気に満ちて、バイタリティーにあふれる女性は多くいます。

それは男性ホルモンが優位になるためと考えられています。

更年期以降、男性ホルモンは、女性の活力源になるのです。

性ホルモンの加齢による変化

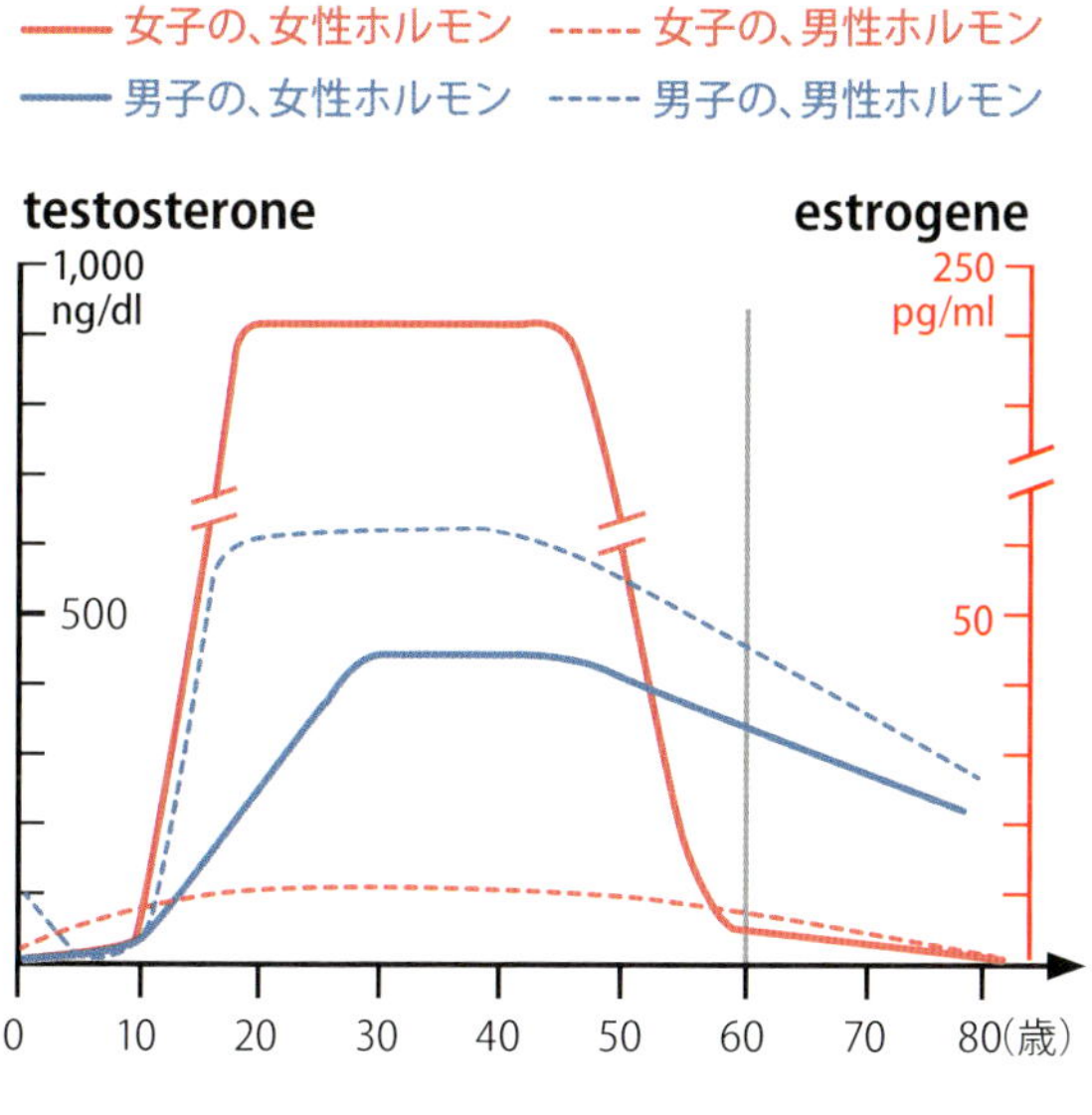
女子の、女性ホルモン
女子の、男性ホルモン
男子の、女性ホルモン
男子の、男性ホルモン
testosterone
estrogene
1,000
ng/dl
250
pg/ml
500
50
0
10
20
30
40
50
60
70
80(歳)

心配性のあなたに朗報！トンネルは絶対に抜けられます！

更年期障害があらわれると、**周囲の家族や関係者にも少なからず影響が出ます。**

一例として、とある16歳の女の子の体験をご紹介しましょう。

彼女の母親が40代後半になったころから、母に異変があらわれはじめます。

父親は単身赴任、長女の姉は大学進学を機に家を出ていたため、彼女は母親と2人暮らしでしたが、母親にとって「体、環境、心」の三つの変化がちょうど同時にやってきていたのでした。

母親は体調不良に次々と襲われ、目が乾くといって眼科に行き、蕁麻疹《じんましん》が出たからと皮膚科へ行き、飲み薬がのどにひっかかるといって耳鼻科へ……。しかし、処方された各科の薬を飲んでも、なぜか一向に改善しません。娘に対しては、彼女のささいな言葉にも、「帰宅時間が遅い」「電話の声が大きい」などと、どんどん過敏に反応するようになっていきました。

そのうち、肩こりや腰痛もひどくなり、さらに方々の病院や診療科を巡りますが、やはり改善せず……。そうこうしているうちに、朝、布団から起き上がれないほど体調が悪化。ついには、娘に、「あんたなんか産むんじゃなかった！」と怒鳴り、泣き出すほどのうつ状態になっていました。

明るくやさしかった母がまるで別人のように変わってしまった……。彼女の頭の中に「産んでくれなんて頼んでない！」という腹立ちと、「産まれてきてごめんなさい」というやるせなさがうずまき、居場所を失った彼女は、やがて、独り家を飛び出します。

上京した彼女は、演劇活動を経て、フィットネスインストラクターとして産後女性のケアに携わり、40代女性たちの不調を嘆く声の多さに驚きます。

そして、たまたま中年女性向けのセミナー講師を務めたときのこと。

一人の参加者がこぼした、**「感情がうまくコントロールできなくて、家族に強く当たってしまう……」**という言葉にハッとするのです。

「そうか、母は更年期障害だったんだ！」

――実はこれ、私と母の話です。母はまさに真面目にがんばる完璧主義者。

だからこそ、人生の大波に一時的にのまれてしまったのでしょう。その後、母のような更年期障害について本格的に調べはじめたところ、女性にとって大切な時期にもかかわらず、社会のサポートがあまりに薄いことに驚きました。

そして、「ないのなら、つくってしまおう！」と、２０１４年に「ちぇぶら」を設立し、活動をスタートさせたのです。

「まだ若いのに、なぜ更年期ケアを？」とよく聞かれますが、更年期障害でうつになった母親を間近に見てきたことが、大きな動機づけになっています。

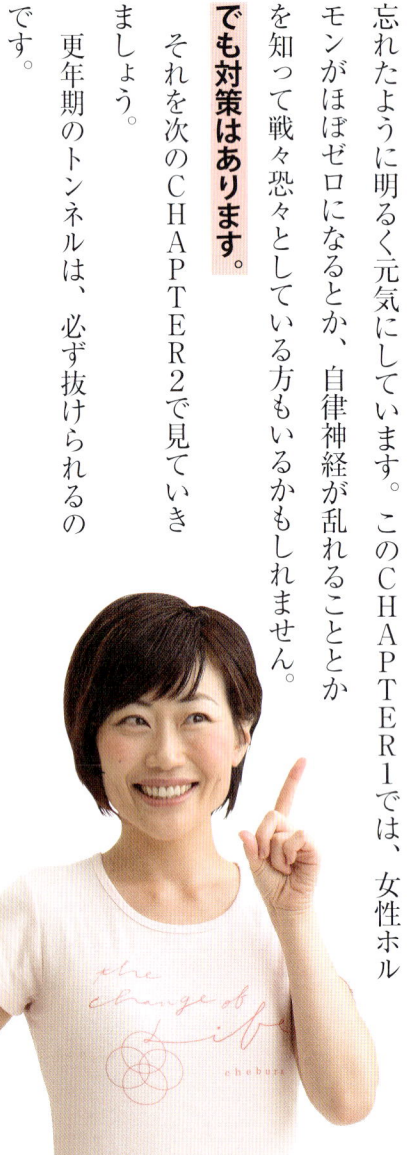

現在の母はというと、のど元過ぎればなんとやら、当時のことはすっかり忘れたように明るく元気にしています。このＣＨＡＰＴＥＲ１では、女性ホルモンがほぼゼロになるとか、自律神経が乱れることとかを知って戦々恐々としている方もいるかもしれません。

でも対策はあります。

それを次のＣＨＡＰＴＥＲ２で見ていきましょう。

更年期のトンネルは、必ず抜けられるのです。

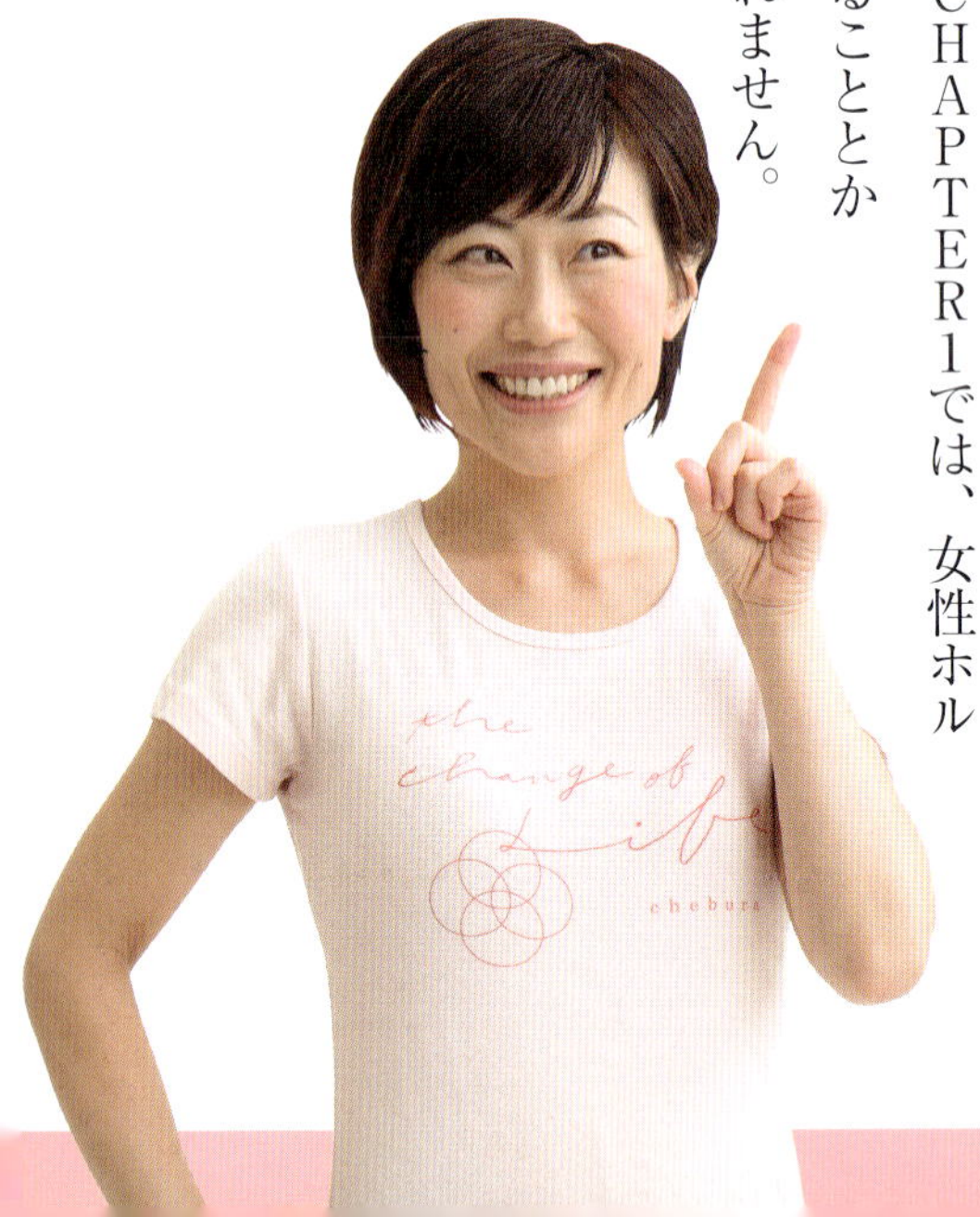

CHAPTER 2

［危機こそチャンス！］

スライダーの衝撃をやわらげる
秘策があった！

経験者1014人へのアンケートで判明！「本当に必要な備えはコレでした！」

更年期を乗り越えた55歳以上の女性たちのナマの声をお伝えします！

Q1 更年期の知識や備えはありましたか？

この質問に、55％の方が「いいえ」と答えています。「更年期」という言葉は知っていても、5割以上の人は実際に自分の体内で起こっている変化と、その対策について、よく知らずに過ごしていたことがわかります。

Q2 更年期症状が出たときの対処法は？

回答のトップは、体調がつらくても「何もしないで我慢した」で38％。2位は「趣味や仕事など気がまぎれることをした」で30％。3位以下は、「サプリメントや漢方を飲んだ」「食事に気をつけた」「運動をした」の順で続きます。そして「病院（婦人科）に行った」は、わずか16％。「体調がいまひとつでも、仕事や家事に追われて自分のことどころじゃなかった」という声も多く、ほとんどの人が適切な対処をしなかったという状況が読み取れます。

Q3 更年期を快適にするために、あったらよかったことは？

上位の回答は、1位「正しい知識と対処法」、2位「家族のサポート」、3位「気がねなく話せ、助け合える友人・知人」。

「更年期についてもっと知っていれば、あんなに苦しまなかった。明らかに勉強不足でした。事前に知識武装しておくことが大切」「つらさを周囲に理解してもらうことも大事」という意見が目立ちました。**知ること、伝えること**の大切さを、皆さんが感じています。

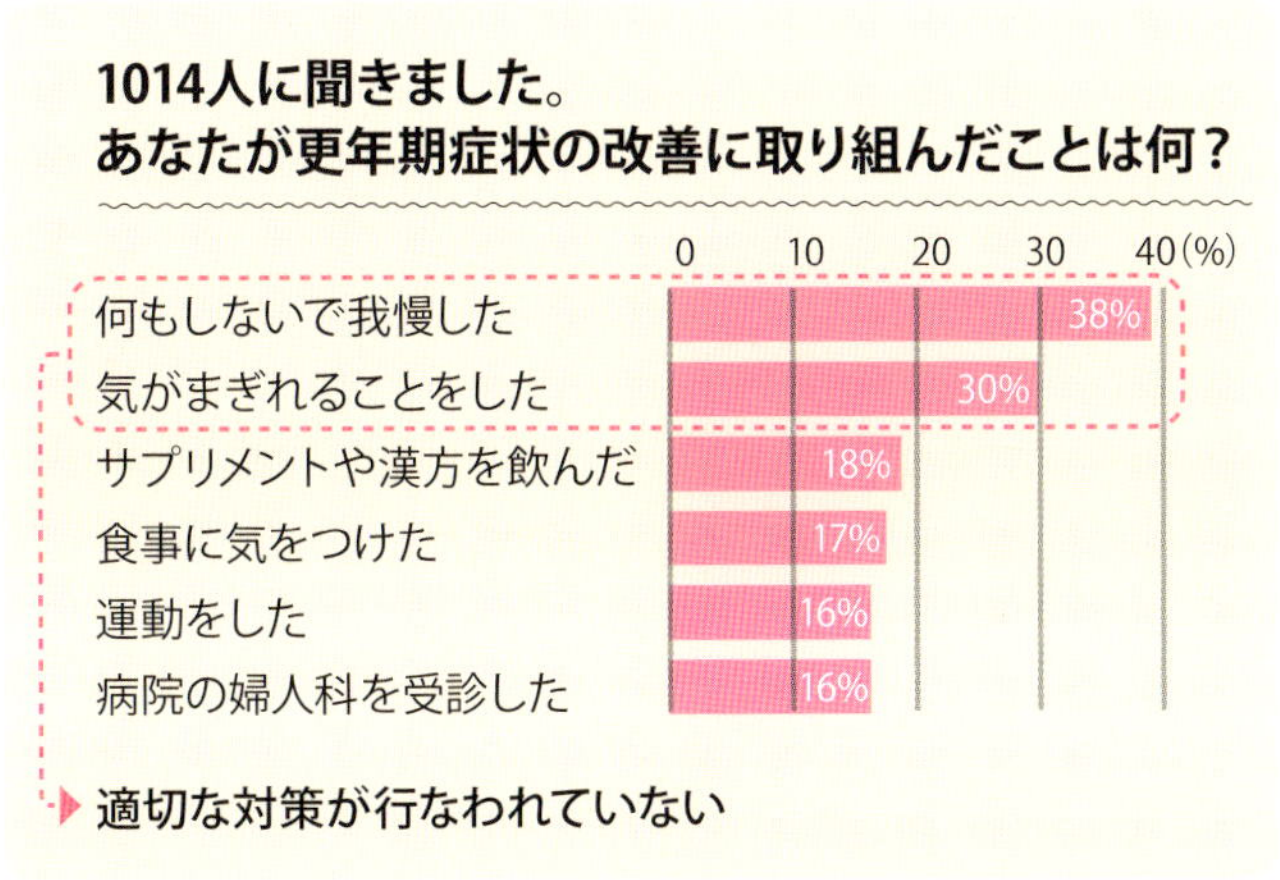
1014人に聞きました。
あなたが更年期症状の改善に取り組んだことは何？
0
10
20
30
40（%）
何もしないで我慢した
38%
気がまぎれることをした
30%
サプリメントや漢方を飲んだ
18%
食事に気をつけた
17%
運動をした
16%
病院の婦人科を受診した
16%
適切な対策が行なわれていない

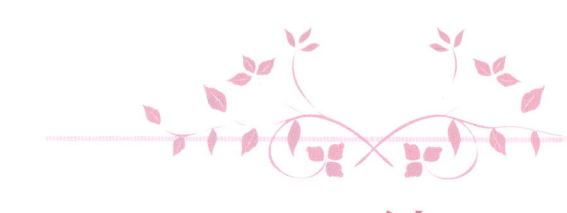

結論！ 寝ていてもよくならない。ついに編み出された「ベストな解決法」！

アンケート調査をしたのは2014年、「ちぇぶら」を発足してすぐのこと。母の「更年期うつ」の苦悶《くもん》をともに味わったとはいえ、自分はまだ30代でしたから、更年期のリアルを徹底的に知ろうと思ったのです。

調査期間は9月14日から11月6日までの約50日間。当時住んでいた西所沢の駅前を皮切りに十数カ所をまわり、一人で街頭調査を開始しました。

当初は足を止めてくれる人も少なく、「更年期？ 思い出させないで！」と叱られたり、警察の職務質問も受けたりして、弱気になったときもありました。でも見かねた友人やそのご家族たちの協力を得ることができ、最終的には北海道から沖縄まで、全国1014人の声が集まりました。

集計でわかった、更年期や中年の危機に備えるためにどうしてもはずせないポイントは、**「1 体の変化を知ること」「2 体を動かすこと（運動）」**でした。

なんと、薬でも、食事でも、休養でも、恋愛でもなかったのです。

特に、皆さんが口をそろえておっしゃっていたのは、**「寝ていてもよくならない」**ということです。これは、当時の私には驚きの事実でした。そして、忙しい年代なので、**「そもそも、仕事も家事もしなくちゃいけないから、そんなに毎日ゴロゴロ寝ていられない！」**という声にもうなずけました。

根本的な不調を解消する手法として重要なのは、「知る」と「動く」——この2点を柱に、本当に効果のある「ちぇぶら独自のプログラム」をつくっていったのです。

発見！

更年期と中年の危機への備え。これが本当に大切でした！

1. **体の変化を知る**
2. **体を動かす**
3. **周囲の理解（伝える）**

- 「察してほしい」はＮＧ。やってほしいことは具体的に伝える
- （家族などに）今は更年期で心身が本調子でないことを伝える
- パートナーの目につくところに更年期を題材にした本を置く
- （職場など）ほかの年代の人の理解が深まるよう、更年期の講座を研修に取り入れる

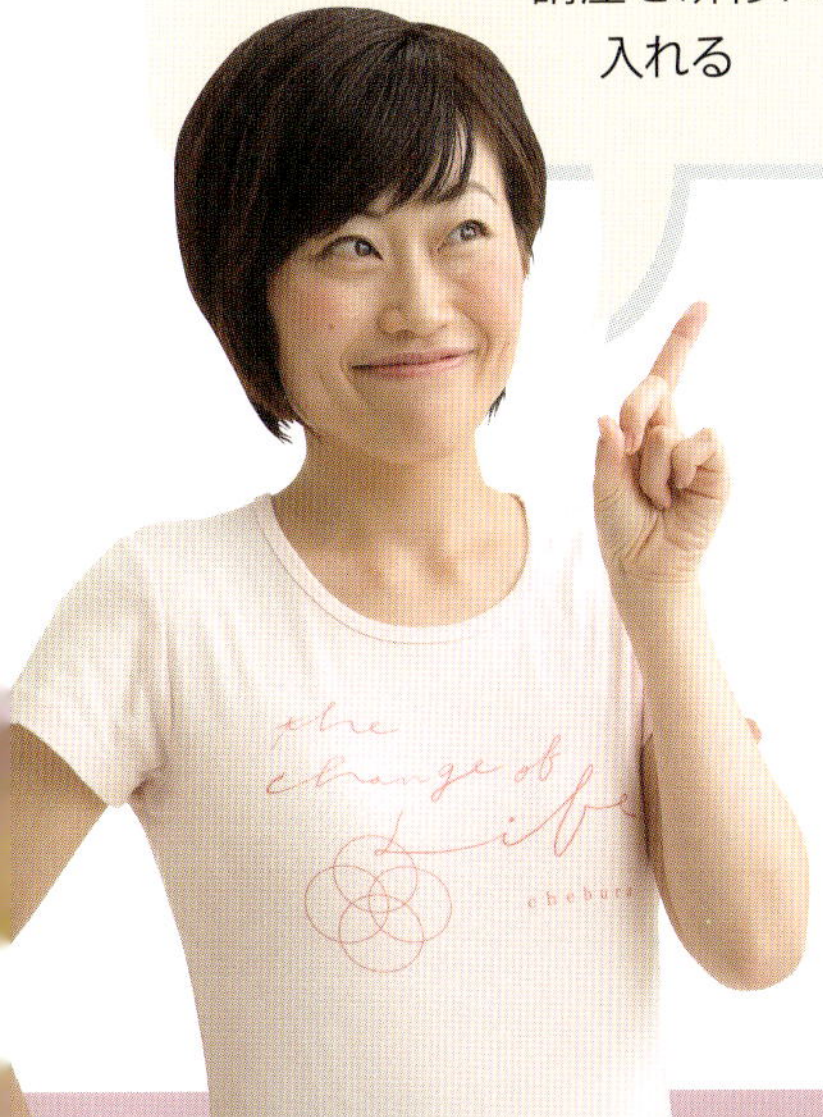

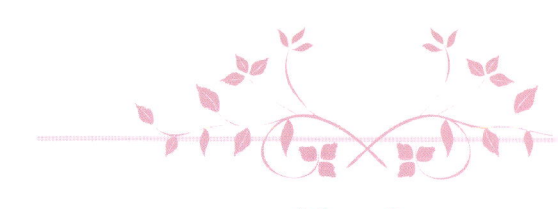

なぜ、知るだけでホルモン急減の衝撃をやわらげられるの？

アンケートの結果からわかった一番の対策は、意外にも、「まず、知ること」。

車の事故でも、いきなりドカンと不意打ちをくらう場合と、事前に危険を察知している場合とでは、後者のほうが助かる確率が高まるといいます。体の変化に関しても同じなのです。

「更年期にはこうなる」と知らずにその時期を迎えると、自分の身に起こったことが理解できず、「ずっと抜け出せないのでは？」と絶望してしまいがちです。すると、家族関係が険悪になったり、仕事の生産性が下がったりして、周囲にも悪循環が広がります。

更年期障害で会社を辞めようかと悩んだことがある女性は4割弱。そして、更年期の不調が理由で6割の女性が管理職を辞退しています。また、不調の真の原因がわからずに医療機関を転々とする〝ドクターショッピング〟に陥り、時間や医療費の負担が増えることにもなりかねません。

でも、本書を読んで、「更年期にはこうなる。だからこういう対策を取ればいい」と知っておいていただければ、そうはなりません。一時的につらい症状があらわれても、「必ず出口があるから大丈夫」「いざとなれば治療法もある」とわかっているから、おおらかな気持ちで過ごせるでしょう。その心の安定が体調にも反映されます。

慣れれば、万歳しながらノリノリでジェットコースターに乗れるように、更年期スライダーの急勾配を楽しむこともできるでしょう。私たちは更年期を知るだけで自分の人生を大きく守れるのです。というわけで、早速、よくある更年期にまつわる〝都市伝説〟の誤解を解き、真実を知っていきましょう。

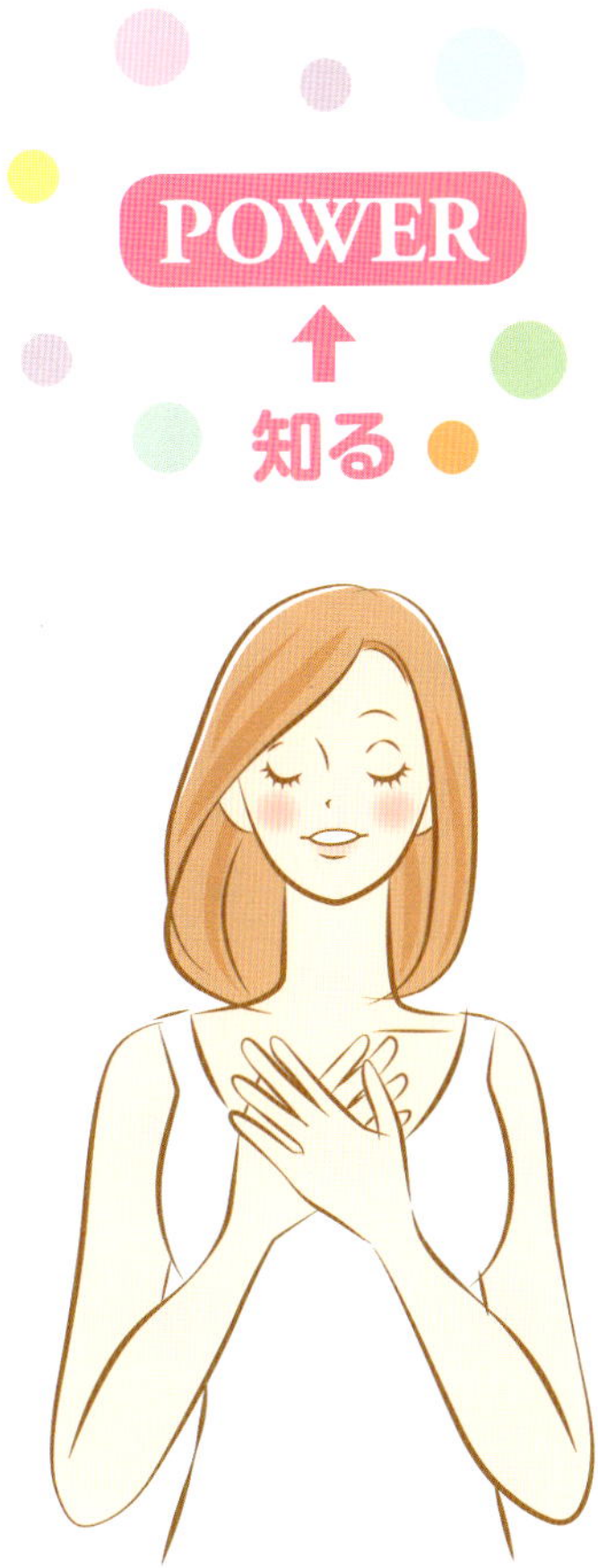

騙されてはいけない！ 都市伝説イロイロ

都市伝説①　更年期の症状や障害はヒマな人がなる!?

以前、街頭インタビューで更年期症状についてたずねたところ、「更年期症状？　そんなもの、ヒマな人がなるのよ！」と叫んだ女性がいました。でも、おわかりの通り、更年期症状は決してヒマな人だからなるわけではありません。

誰の体の中でもダイナミックな変化が起こることは同じ。ただし、つわりや月経前症候群（ＰＭＳ）と同様、感じやすい人とそうでない人がいるのは事実です。**症状が強く出やすい人には共通点があります。一言でいえば「がんばる人」。**

更年期の約10年は、体の変化に加え、子どもの巣立ちや受験、親の介護、管理職になるなど生活環境も変わりやすい時期です。ここで自分のことを後まわしにしてがんばり続けると、心身の疲弊《ひへい》がピークのときに、急降下スライダーのガツンという衝撃をもろに受けてしまうのです。真面目で人にやさしくて一生懸命な人ほど、症状が重くなりやすいので要注意です。

更年期症状が重くなる3つの要因

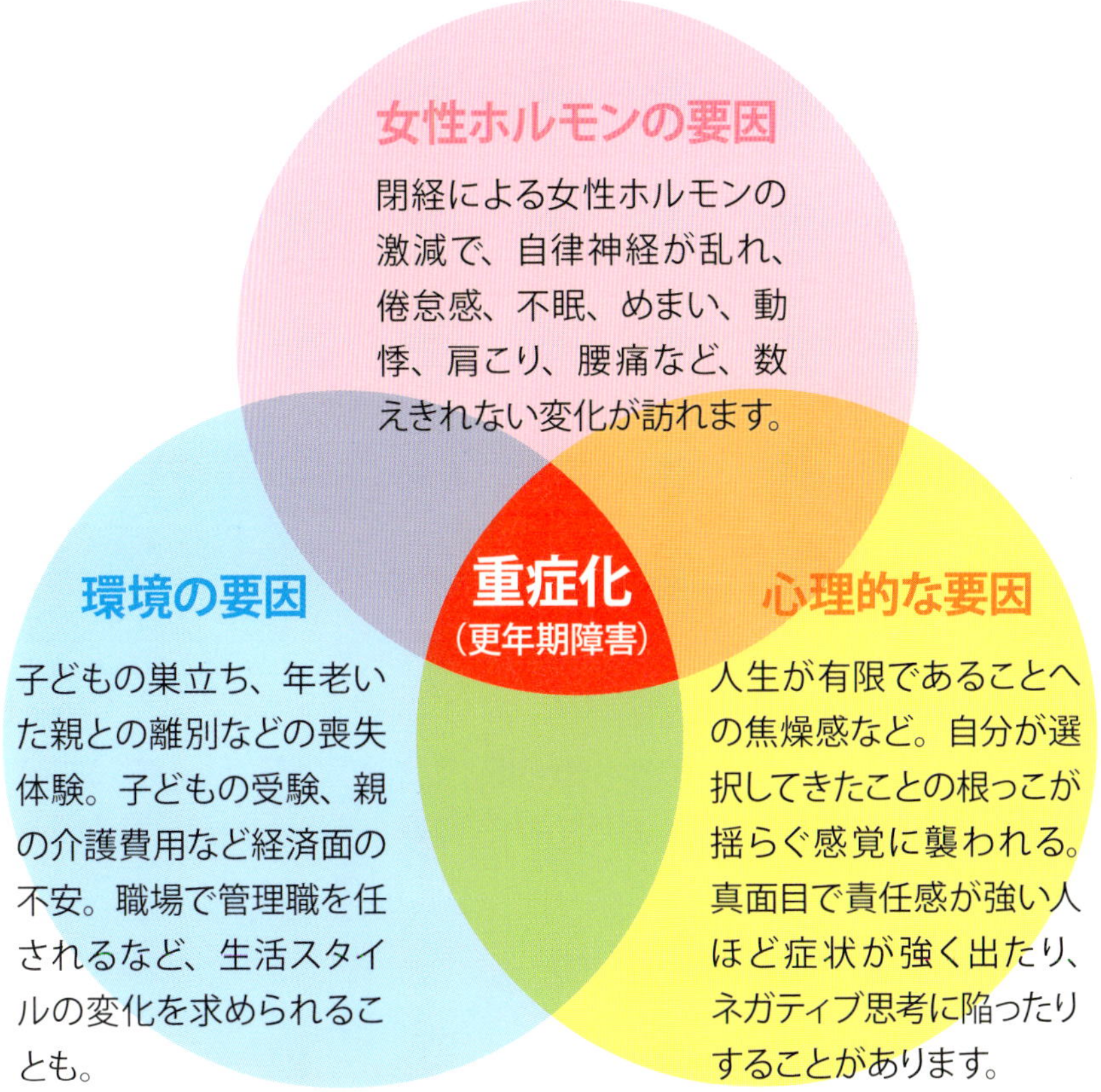
女性ホルモンの要因
閉経による女性ホルモンの激減で、自律神経が乱れ、倦怠感、不眠、めまい、動悸、肩こり、腰痛など、数えきれない変化が訪れます。
重症化
（更年期障害）
環境の要因
子どもの巣立ち、年老いた親との離別などの喪失体験。子どもの受験、親の介護費用など経済面の不安。職場で管理職を任されるなど、生活スタイルの変化を求められることも。
心理的な要因
人生が有限であることへの焦燥感など。自分が選択してきたことの根っこが揺らぐ感覚に襲われる。真面目で責任感が強い人ほど症状が強く出たり、ネガティブ思考に陥ったりすることがあります。

都市伝説❷ 女性ホルモンは、大豆を食べて増やせる⁉

大豆を食べたからといって、女性ホルモンそのものが増えることはありません。大豆に含まれるポリフェノールである、「大豆イソフラボン」という成分が、女性ホルモンのエストロゲンに似た働きをすることで、更年期の不調に効果的と注目されています。**ただし、大豆イソフラボンの健康効果には個人差があります。**その違いは、その人が、食事としてとった大豆から、エストロゲンに似た作用を持つ「エクオール」をつくる腸内細菌を持っているかどうかにあります。**日本人の約2人に1人、半分ほどの人がエクオールをつくれます**が、つくれない人は、サプリメントでエクオールそのものを補う手もあります。ただし、とりすぎはホルモンバランスを崩すこともあるので注意。厚生労働省や農林水産省は、サプリを含めた大豆および大豆イソフラボンを毎日摂取するときの上限値を、70～75mg／日と設定しています。

都市伝説❸ 女性ホルモンは、恋愛やセックスで増やせる⁉

巷《ちまた》では「いくつになっても、恋やセックスで女性ホルモンは増やせる」という噂《うわさ》が流れていますが、もちろんこれも都市伝説。アメリカで行なわれた研究で、**性行為によってホルモン濃度は変化しない**ことが明らかになっています。こんな噂を信じて変な男性に騙されてはいけません！　一度ゼロになった女性ホルモンは、何をしても自力では増やせないのです。

都市伝説④ 女性ホルモンを補充し続ければ、一生、たっぷりの状態をキープできる⁉

ＨＲＴ（女性ホルモン補充療法）は、本当にわずかな量を補充して、ゼロになるまでの衝撃を緩和するための療法であり、現状をキープするためのものではありません。50ページで紹介するＡＲＴも同様です。これらの療法で、一生ホルモンたっぷりでいられるということはありません。ホルモン補充療法について、次の項目で少し詳しく掘り下げてみましょう。

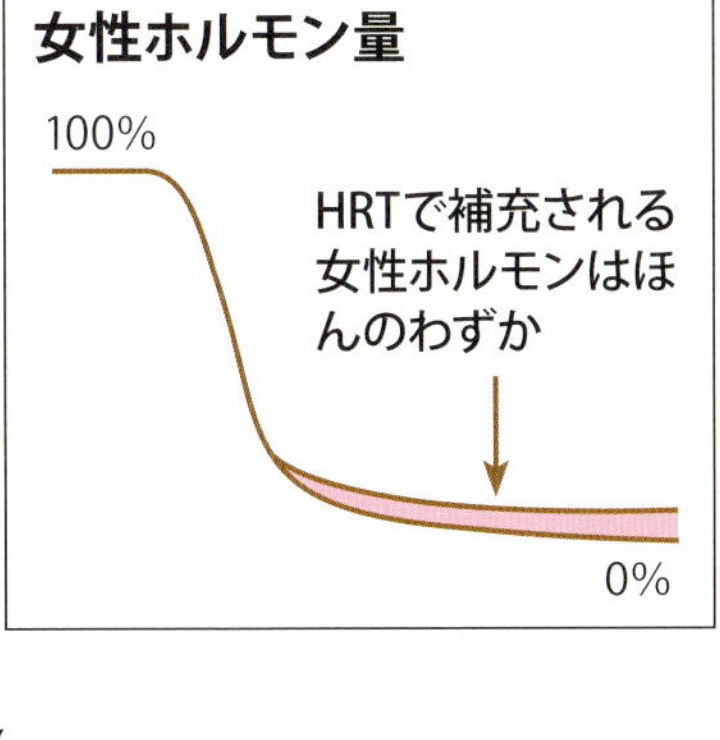
女性ホルモン量
100%
HRTで補充される
女性ホルモンはほ
んのわずか
0%

女性ホルモン補充療法の実状

欧米の更年期研究先進国では、女性のヘルスケアシステムの整備に力を入れています。80年代にはオーストラリアの保健省に「女性健康課」が設置され、学校教育の取り組みにも意欲的です。

注目は、HRT（女性ホルモン補充療法）の普及率の高さです。更年期障害の主な治療は、HRTと漢方薬ですが、欧米の女性たちは「ホルモンが減るなら、補えばいい」という発想で、HRTを進んで取り入れています。特にオーストラリアは56％と最も高く、更年期の2人に1人が取り入れるほど一般的な療法になっています。

HRTの効果は、更年期症状の改善にとどまりません。骨や血管、肌などを健全にする作用があることから、骨そしょう症、動脈硬化、高脂血症、認知症など、更年期以降に増える疾患《しっかん》や症状の緩和にもよいとされています。

日本の普及率は、わずか1・7％です。取り入れているのはほんの一握りの重い更年期障害の患者さんだけ。その背景には、副作用の問題もあります。HRTでつらい症状が劇的に改善される事例がある一方、吐き気やむくみ、不正出血などの副作用が出るリスクや、5年以上使用すると乳がんや子宮がんなどのリスクが上がったという報告もあり、「ちょっと不安」と感じる人が少なくないのです。ただ、治療法は年々進化しています。

本書で紹介する方法を試しても改善しないなら、医学的治療が必要な「更年期障害」である可能性が高いでしょう。つらい場合は我慢せず、医療機関とよく相談しながら体質に合った選択をすれば大丈夫です。

閉経後女性における HRTの普及率

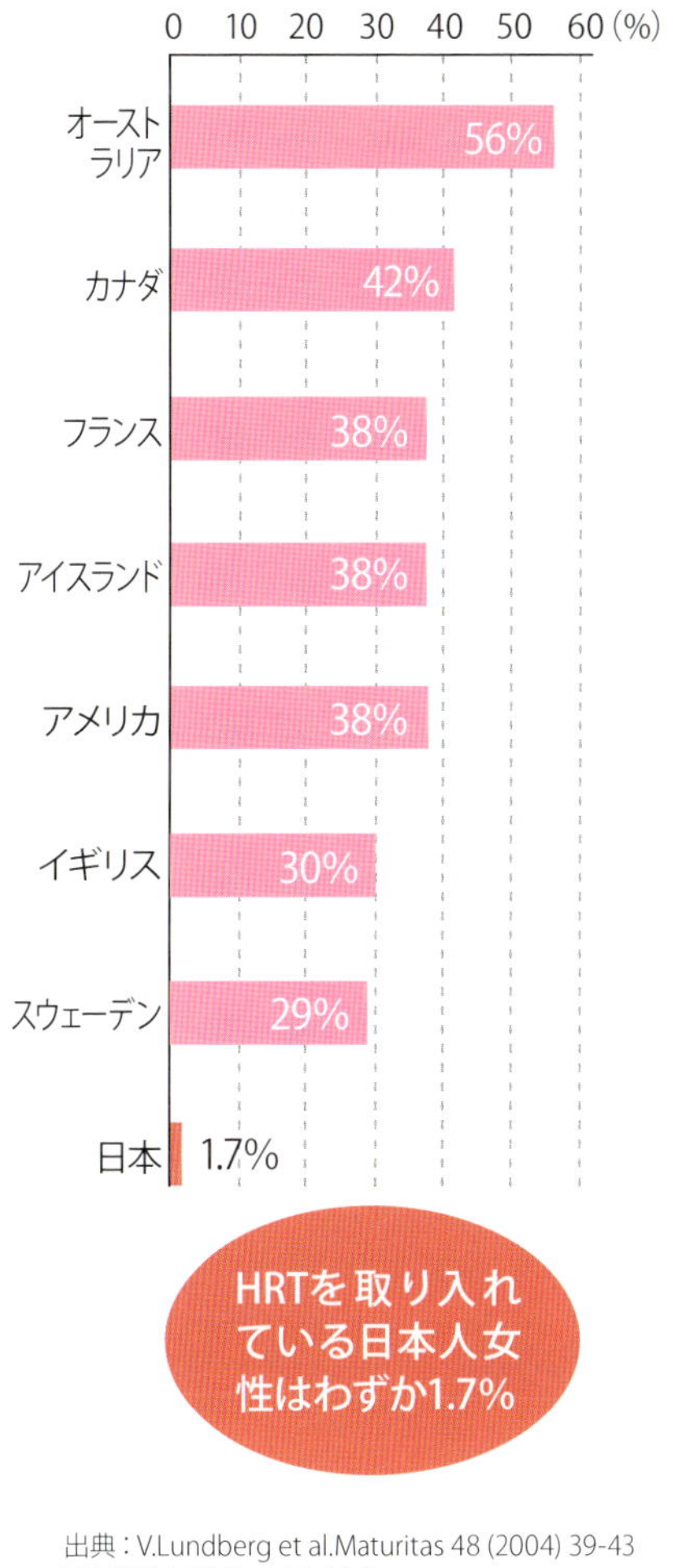
0 10 20 30 40 50 60（%）
オーストラリア 56%
カナダ 42%
フランス 38%
アイスランド 38%
アメリカ 38%
イギリス 30%
スウェーデン 29%
日本 1.7%
HRTを取り入れている日本人女性はわずか1.7%

出典：V.Lundberg et al.Maturitas 48 (2004) 39-43
更年期と加齢のヘルスケア
Vol.8 (2009) 60-66より作図

世界が注目する最新治療は
なんと男性ホルモン補充療法

もう一つ、ホルモンの最新治療として世界的に脚光を浴びているのが、ART（アンドロゲン補充療法）です。

アンドロゲンとは、テストステロン、アンドロステンジオン、デヒドロエピアンドロステロンの3種の男性ホルモンの総称です。**そう、これはズバリ、「男性ホルモン」を補う療法！** もともと男性の更年期障害の治療法でしたが、今では女性の更年期治療の選択肢の一つでもあるのです。「えっ、女性が男性ホルモンを?」と驚かれる方もいますが、**女性も、ほんのわずかに男性ホルモンを分泌しているの**で、補充するとメリットがあるのです。男性の場合は精巣で産生されますが、女性の場合は副腎という組織でつくられ、その分泌は微量で男性の10分の1程度です。

男性ホルモン（アンドロゲン）の主な成分として代表的なのが「テストステロン」です。 欧米の更年期治療の現場では、女性ホルモンの補充で改善されなかった場合、次の手として、このテストステロンの補充を検討するのが一般的です。男性ホルモンは、筋肉や骨の質を高めて男性らしい容姿をつくり、高血圧や糖尿病を予防するほか、好奇心や闘争心、リーダーシップ、性的な活力を高めるなどの作用もあります。欧米では「閉経後もセックスを楽しみたい」「もっと意欲的に働きたい」など、人生のポジティブな転換を見据えたＡＲＴの導入者が増えています。ヨーロッパでは、女性用のテストステロンパッチが、アメリカではサプリメントが市販薬としても手に入ります。とはいえ、薬ですので、にきびや体毛の増加、体重増加などの副作用もあるようです。

女性も男性ホルモンを分泌している

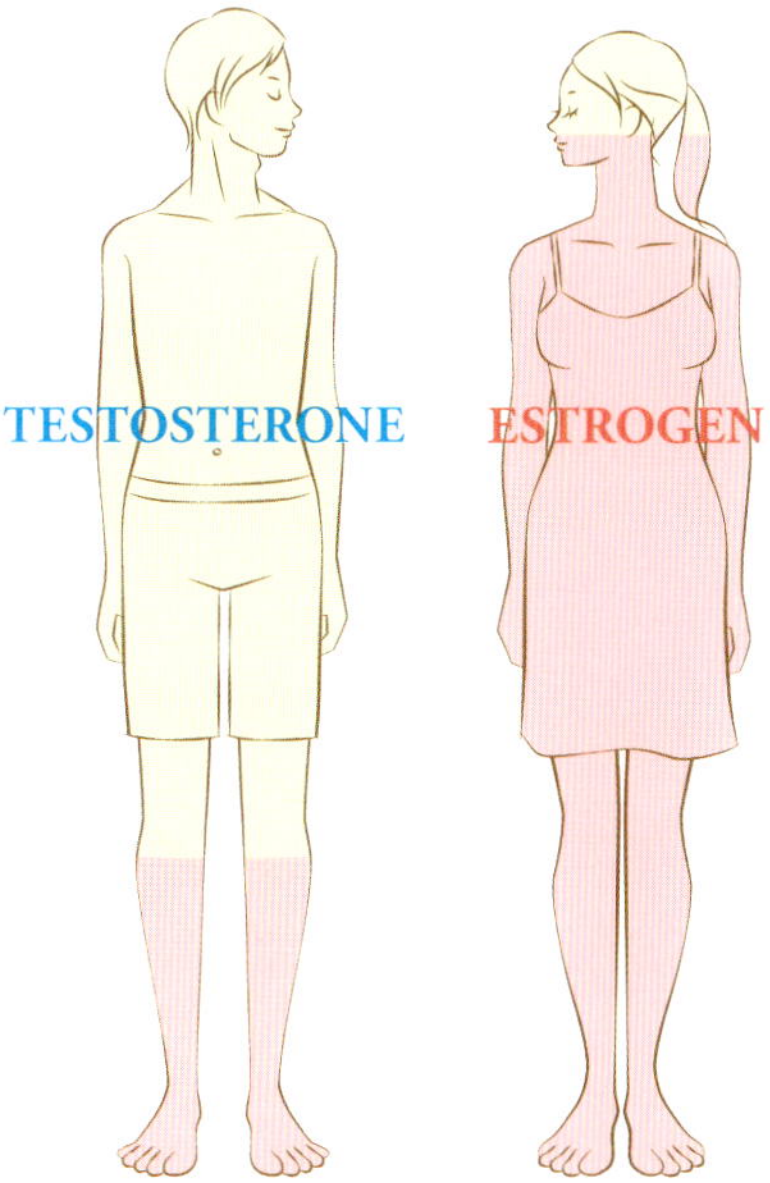
TESTOSTERONE
ESTROGEN

テストステロンをチャージすると

筋肉が増大する
体脂肪が減る
骨格が発達する
好奇心、闘争心、
リーダーシップ、性的活力が高まる

副作用なしで活力も美貌もよみがえる！まるで、天然のホルモン補充療法とは

自信が湧く、活力が増す、幸福な気分になる……。

欧米では、こうしたポジティブな転換を見据えて、ART（男性ホルモン補充療法）の活用が進んでいますが、日本では、副作用の問題もあって、まだARTは一般的ではありません。

となると、急降下スライダーで女性ホルモンがほぼゼロ地点に向かう過程をどう過ごせばいいのか？　通院の手間や時間、費用といったストレスなしに、安心・快適に乗り切る秘策はないのか？　いいえ、あるのです！

従来はじっと我慢して過ごす女性が大半でしたが、それはもう過去のこと。最適な健康状態を維持するために、**副作用なしで、安全に男性ホルモンのレベルが上げられることが証明された方法があります。**　それは何かというと……そう、**「運動」**です。男性も女性も、運動をすれば男性ホルモン「テスト

ステロン」の値が上昇することが明らかになっています。カナダのニューブランズウィック大学で行なわれた２００２年の研究では、19〜69歳の女性たちに運動によるテストステロンレベルの増加が認められました（※1）。

ドイツのエルランゲン大学病院で行なわれた別の研究では、53〜59歳の閉経後早期の女性たちの運動後のテストステロンレベルが、急激な上昇を示しました（※2）。**運動すれば〝男性ホルモン様〟の変化が、十分に期待できるのです。**

そして体を動かせば、たちまち血流がよくなり、胃腸も活気づいて栄養の吸収もよくなります。当然、肌ツヤもよくなり、姿勢が整い、見た目も若々しくなります。結果的に、女性ホルモンの不足分をカバーする可能性も、十分にあるわけです。

体を強くし、心を元気にする天然療法

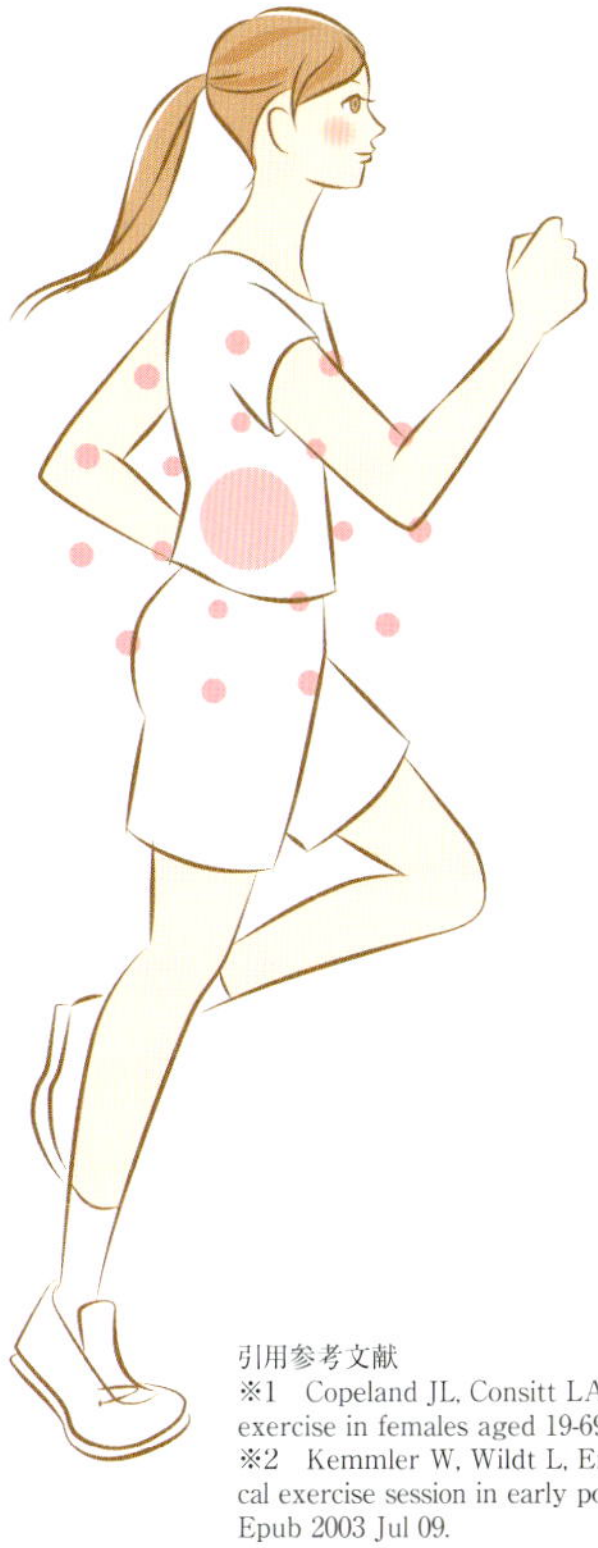

引用参考文献
※1　Copeland JL, Consitt LA, Tremblay MS. Hormonal responses to endurance and resistance exercise in females aged 19-69 years. J Gerontol A Biol Sci Med Sci. 2002 Apr;57(4):B158-65.
※2　Kemmler W, Wildt L, Engelke K, et al. Acute hormonal responses of a high impact physical exercise session in early post menopausal women. Eur J Appl Physiol. 2003 Sep;90(1-2):199-209. Epub 2003 Jul 09.

薬以上にすごい効果！
軽い運動こそ、安心・信頼の解決法

私が更年期の対策として第一におすすめするのが、本書の**「ちぇぶら体操」**を組み込です。ちぇぶらのセミナーでは、プログラムに必ず「ちぇぶら体操」を組み込んでいます。「ちぇぶら体操」をする前と、はじめてから1週間後に、更年期症状を自己チェックする「簡略更年期指数（ＳＭＩ）」を記入していただきました。**すると、皆さん、ほとんどの項目で効果があらわれました。**

約20～30分、椅子に座って軽く体を動かす程度でも、「顔がほてる、汗をかきやすい、腰や手足が冷えやすい、息切れ・動悸、寝つきが悪い・眠りが浅い、怒りやすくイライラする、くよくよしたり憂うつになる、頭痛・めまい、吐き気、疲れやすい、肩こり・腰痛・手足の痛みがある」などのすべてが緩和されることがわかったのです（２０１６年ちぇぶら調べ）。**「ちぇぶら体操」は、特に自律神経を調整しながら全身を整える**ので、続けていると、心身ともにパワーが増し、骨も筋肉もたくましくなって、生活習慣病のリスクも減ります。まさしく天然のホルモン補充療法のようなもの。**「ちぇぶら体操」の中には、男性的な力強さや、やる気を促《うなが》すエクササイズもある**ので、ぜひ試してみてください。運動習慣がある40～50代女性はおよそ2割と少ないのですが、これだけの幅広い効果が得られるのですから、運動しないと大損なのです。

「ちぇぶら体操」を1週間したあとの変化

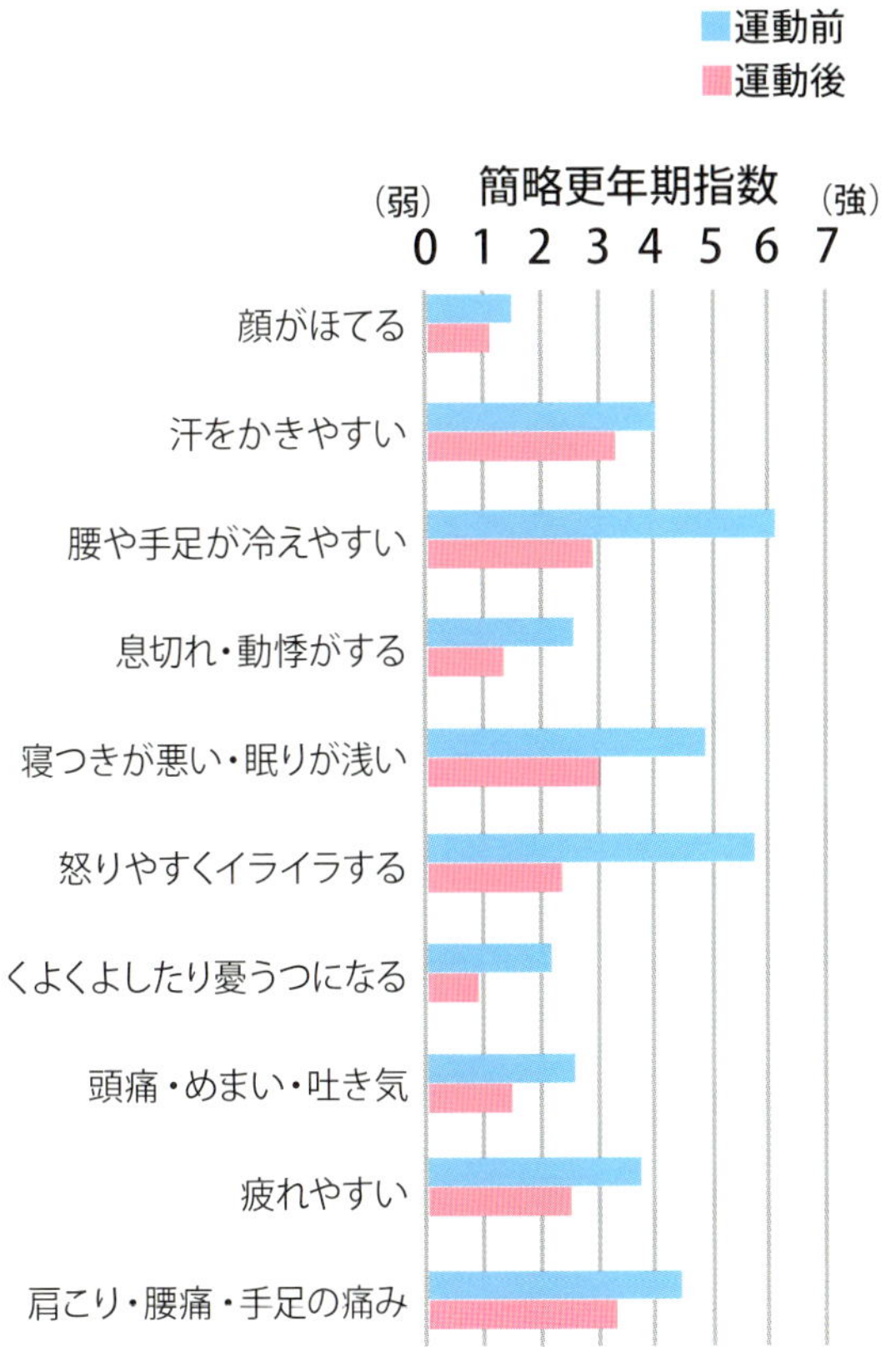

2016年NPO法人ちぇぶら調べ

人生100年時代を快適に生きるには、この戦略が必要である！

ほんの60年前まで、日本人女性の平均寿命は53歳でした。閉経の平均年齢は現在と同じくらいなので、ほとんどの人は更年期で悩むこともなかったでしょう。ところが、100歳まで生きることが普通となるこれからの時代、**50代はまだ人生半ば、ピッチピチの若手の部類**です。こんなことは人類史上初めてで、延長された数十年を快適に過ごすには、日常生活を工夫して健康寿命を延ばし、攻めの姿勢で「100年使える体」をつくる必要があります。

その一番の方法は、**運動を習慣づける**こと。筋肉の使い方や骨格調整のちょっとしたコツをつかめば、体調はもちろん、体型さえもうまくコントロールできるようになります。運動が体にいいことは頭ではわかっていても、40代、50代は、仕事、家事、子育て、介護など、いくつもの役割に追われて「忙しくて運動する時間がない」「面倒だから」「そもそも運動が好きではない」

「忙しい」を言い訳にしていると……

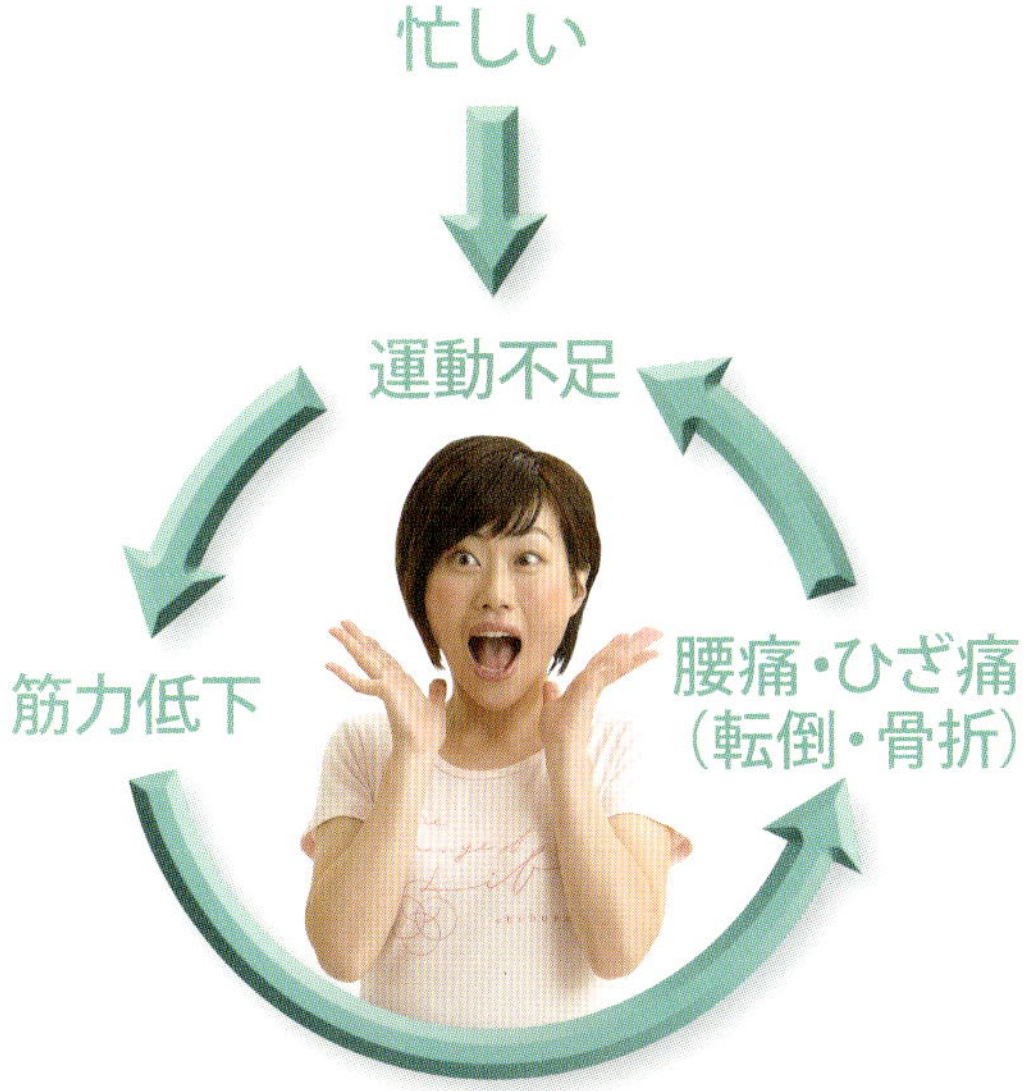
忙しい
運動不足
腰痛・ひざ痛
（転倒・骨折）
筋力低下

運動不足の悪循環に陥り、
寝たきり生活へ一直線！

……と、つい後まわしにしてしまいがち。**ですが、更年期を過ぎた60代になってからでは、いくら時間にゆとりができても、すでに動きづらい体になってしまっていることが多いのです。**日本人女性は平均寿命が世界第2位の87・14歳と長寿です。これは素晴らしいことですが、実は「寝たきり期間」は世界1位。日常生活を問題なく過ごせる健康寿命は74・79歳。つまり、介護が必要な期間は平均で13年間もあります。

寝たきりになる原因の3割は「筋力の低下」であり、筋力の低下を予防・改善する方法は運動だけ。更年期は、人生の節目であり、この先の人生の分かれ目です。骨がもろくなりはじめる前のこのタイミングで運動を習慣にすることで、将来がガラッと明るく変わるのです。

忙しくても運動嫌いでもできる！「ちぇぶら体操」誕生秘話

忙しい人は、どうすれば運動できるようになるのでしょうか？

足腰に自信がない人や運動嫌いでも無理せず、楽しめる運動とは？

気圧や天気によってもコロコロ変わる、更年期のデリケートな体の波を乗り越える方法は？　**私は、「忙しい」が言い訳にならない運動法を日々考え続けました。**そして生まれたのが、次章からご紹介する「ちぇぶら体操」です。

「ちぇぶら体操」は、普段の生活の中に無理なく組み込めるので、忙しくても大丈夫。ＰＣ作業の合間、エレベーターや信号の待ち時間、布団の上でも、体一つと畳一畳分のスペースさえあればどこでもできます。

私がエクササイズの指導をはじめて十数年たちましたが、整体、ピラティス、バランスボール、リフレクソロジー、経絡《けいらく》、アロマセラピーのほか、専門医のもとで医学的な知識も学び、自分の体でのテストはもちろん、多くの仲間にも協力してもらい開発を進めてきました。そして更年期世代に向けた新しいエクササイズを編み出したのです。「どんな体操か？」というと、整体ともピラティスとも違う、オリジナルです。

更年期の不調に効く体操の誕生！

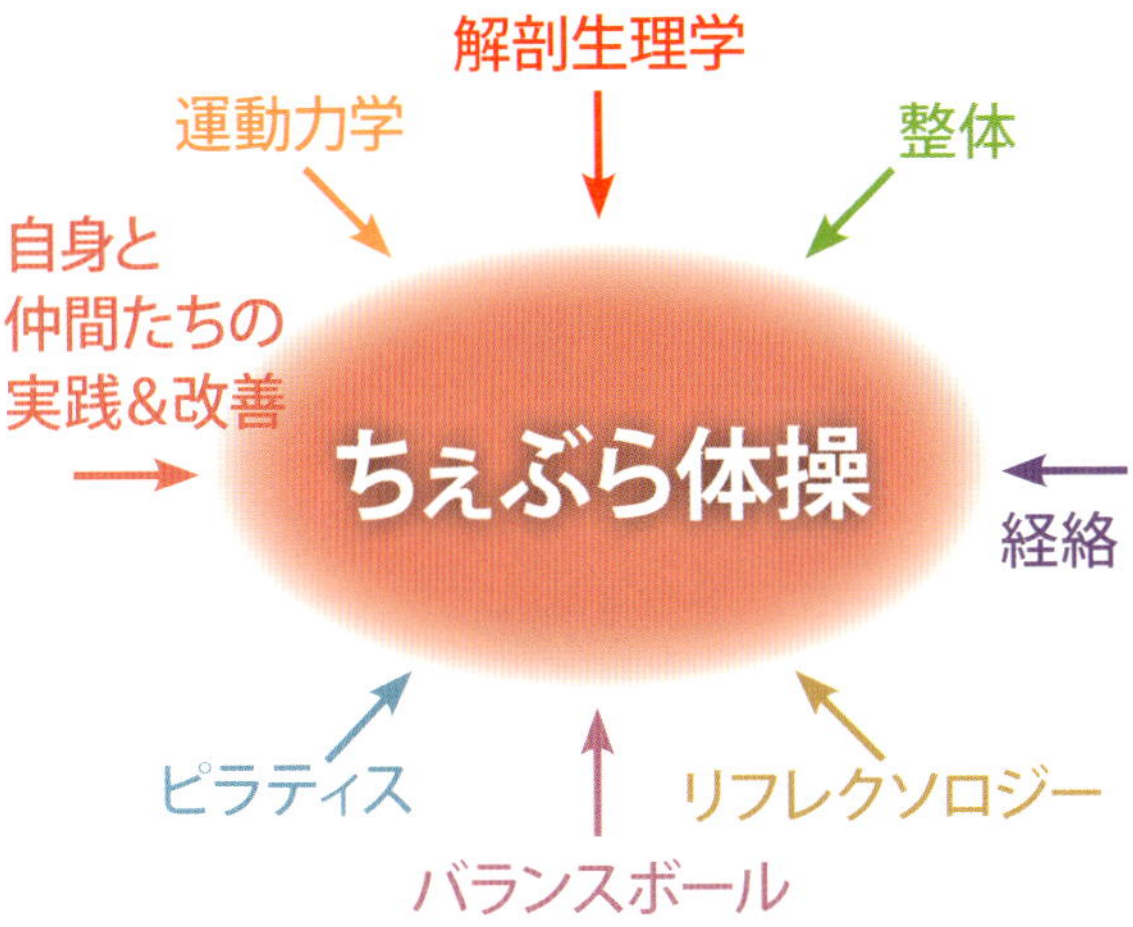
解剖生理学
運動力学
整体
自身と仲間たちの実践&改善
ちぇぶら体操
経絡
ピラティス
リフレクソロジー
バランスボール

特に意識したのは、自律神経を整える動き。背骨の中を通っている神経の構造や、骨格と筋肉とのつながりを一つずつ確認しながら、効率よく要所を刺激する動き方を探り、女性たちが一番輝く体操にたどりつきました。

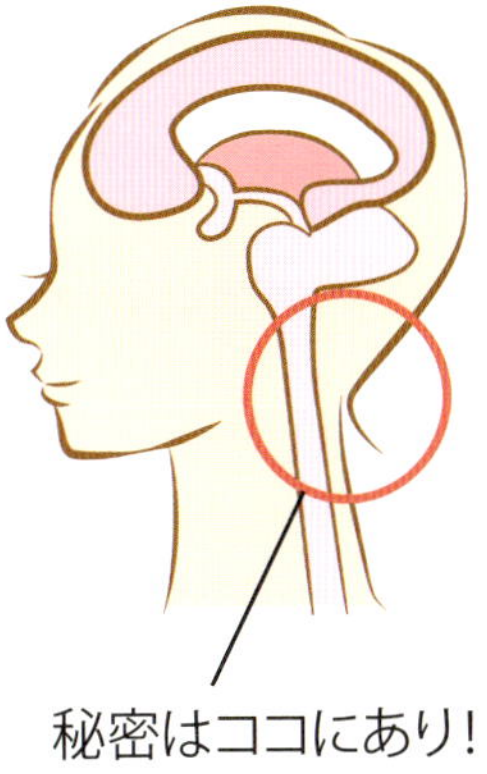
秘密はココにあり！

「ちぇぶら体操」の人気の秘密は自律神経の調整にあり！

自律神経には、交感神経と副交感神経の2種類があります。

「交感神経」は活動しているときや、興奮・緊張したときオンになるのに対し、「副交感神経」はリラックスしているときや眠っているときにオンになります。

ところが更年期になると、このオン・オフの切り替えがうまくできなくなります。真冬に急に汗をかき、顔はほてっていても手足はすごく冷たい。睡眠不足でもないのに日中に眠くなる……これらは、まさしく自律神経が乱れているサイン。**この自律神経の乱れを手早く整えるのが「ちぇぶら体操」です。**効果の秘密は二つあります。

一つ目は、自律神経が通っている「背骨」を動かす点です。代表的な「ちぇぶら体操」に、「自律神経を整える呼吸法」があります。呼吸をしながら**〝副交感神経の根っこ〟**を刺激する動作をすると、たちまちリラックス。不調をおして這《は》うようにしてセミナーにいらした方も、呼吸法を実践した直後から表情がゆるみ、「とてもラクになりました！」と楽しそうに笑ってくださいます。

二つ目のポイントは、運動そのものに自律神経を整える効果があること。

運動すれば交感神経に、運動をやめれば副交感神経にスイッチが入ることは、数々の医学的な研究データでも実証されています。動くことで強制的に二つのスイッチが切り替わるので、バランス調整にはもってこいなのです。

自律神経のオン・オフの切り替えをスムーズにする

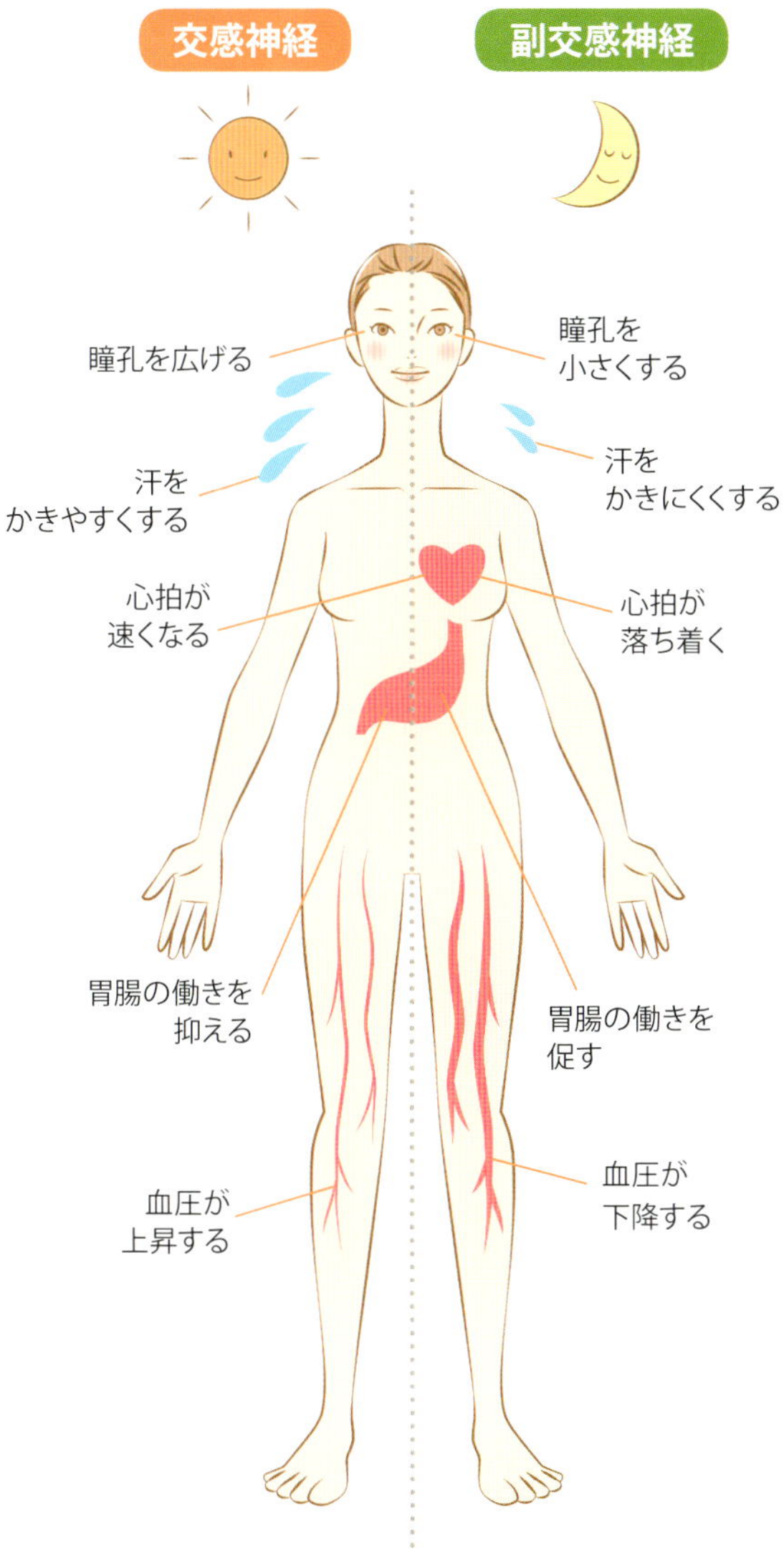
交感神経
副交感神経
瞳孔を広げる
瞳孔を小さくする
汗をかきやすくする
汗をかきにくくする
心拍が速くなる
心拍が落ち着く
胃腸の働きを抑える
胃腸の働きを促す
血圧が上昇する
血圧が下降する

COLUMN

ホルモンの急減少を擬似体験！

女性ホルモンが急激に減少していくときは、どんな感じなのでしょうか？

あなたがもし出産を経験されていたら、実はそのときに擬似体験をしています。

どういうことかというと、妊娠すると、赤ちゃんに栄養を送る胎盤《たいばん》という器官から通常の１０００倍もの量の女性ホルモンが分泌されます。赤ちゃんを出産すると、胎盤ははがれて排出され、女性ホルモンは一時的に、３カ月〜半年の間、ほぼゼロになるのです。このときに更年期にあるような症状が出やすくなります。

私自身、第一子の産後に涙が止まらなくなり、ほてりやホットフラッシュ、めまい、動悸などを次々と体験しました。当時を振り返ると、女性ホルモンの影響力の大きさが改めてわかります。

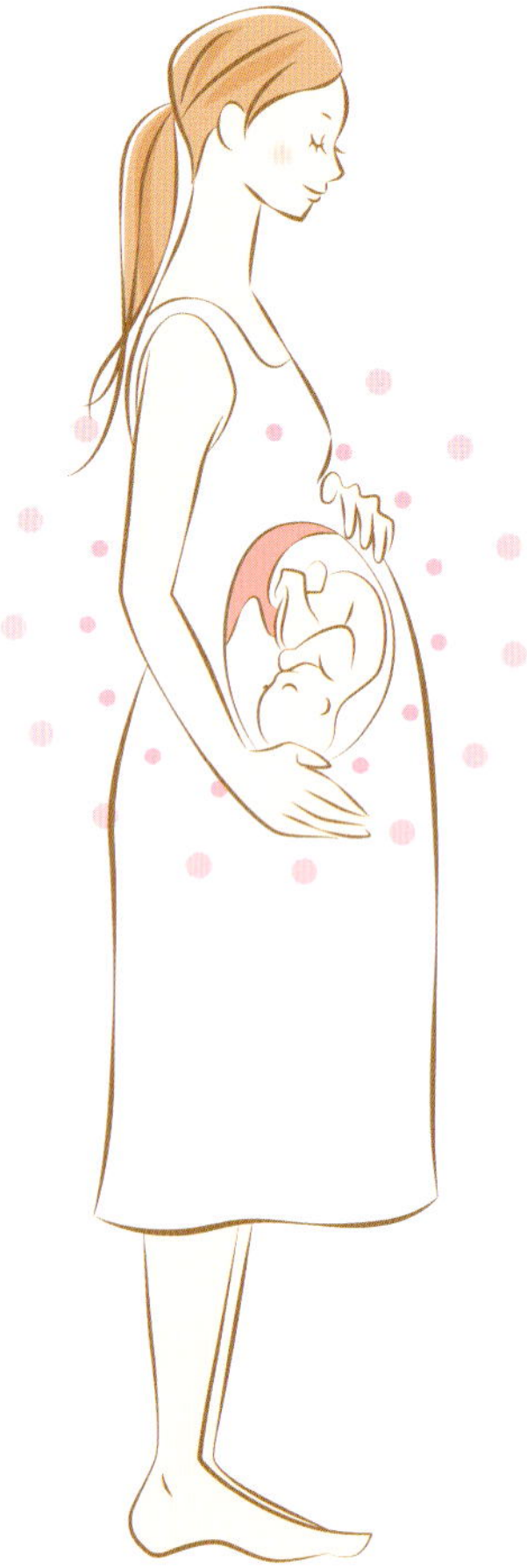

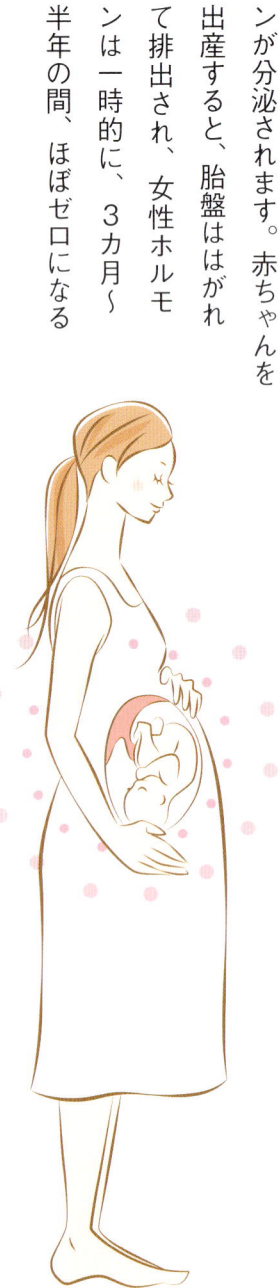

CHAPTER 3

［実践！ ちぇぶら体操］

女の体にミラクルを起こす！

ハッピー効果盛りだくさん！お金で買えない価値がある「健康貯筋」を今すぐスタート！

さあ、いよいよ、「ちぇぶら体操」の実践です。**体操は、大きく二つに分かれます。**一つは、日々の習慣にしてほしい、**基本の「毎日・ちぇぶら体操」**。もう一つは、気になる症状があるときだけやればいい**「症状別・ちぇぶら体操」**です。

1 基本の「毎日・ちぇぶら体操」で全身が整う！

基本の「毎日・ちぇぶら体操」（66～75ページ）は、更年期の心と体を整える効果の高い体操です。毎日の習慣にすると自律神経も整い、快適さが全身に広がります。ちぇぶらセミナーでも体験していただくと、**「直後から変化がわかる！」「自力で整えた達成感がある！」と大好評。**体が変わる心地よさを体

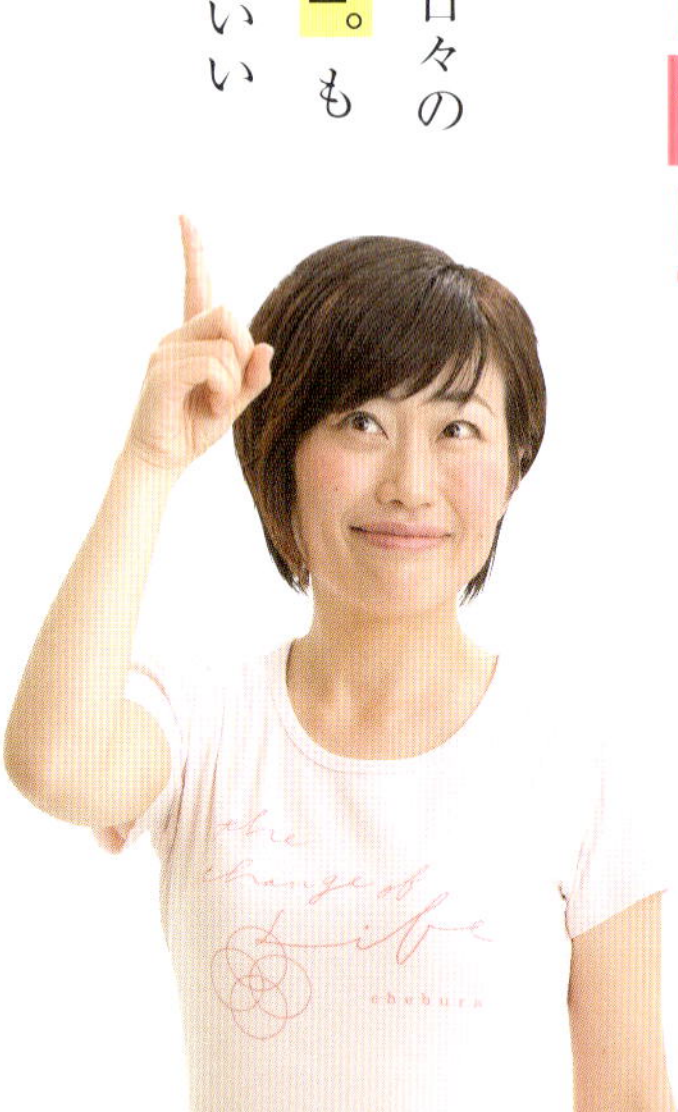

験してください。

2 悩み別の体操をプラスできるから、どんなときも安心

「症状別・ちぇぶら体操」（76～101ページ）は全部で15種類。薬箱から取り出すように、その日の体調改善に応じてセルフケアを自由に選べます。

3 どこでも1分で元気をチャージできる！

待ち時間や作業の合間など、日常生活の中に無理なく組み込めます。

4 「すぐ効く」実感がある！

突然の不調にも、すぐに効果があらわれます。身につければ、一生の財産に！

5 「ちぇぶらポイント」への刺激でミラクルも！

体操ごとに効果アップのポイントを示しました。解剖学をベースに生まれた「ちぇぶら体操」だけのコツ。知っていると体調がよくなる仕組みが頭で理解でき、意識して動かすことで体調をコントロールしやすくなります。

即効性バツグン！ 毎日・ちぇぶら体操

首の動きとともに不調を流す 自律神経を整える呼吸 昼バージョン

こんな症状に　イライラ、うつうつ、不安、緊張、不眠、ホットフラッシュ、集中力低下

5回 × 1日3セット

不安定な心と体を落ち着かせる呼吸エクササイズです。突然のホットフラッシュをしずめる効果もバツグン。即効力の秘密は、体をリラックスさせる副交感神経のおおもとに働きかけている点です。ポイントは首のつけ根。腹式呼吸と併せて首を動かすと、緊張がフワッと抜けてラクになります。昼バージョンと夜バージョンを覚え、24時間快適に過ごしましょう。

ほどよいリラックスの秘密

首と腕を同時に動かすと肩周りの血行がよくなり、眠くならずにリラックスできます。急いでイライラや緊張を取りたいときにもおすすめ。椅子や床に座った状態でも、立った状態でもできます。

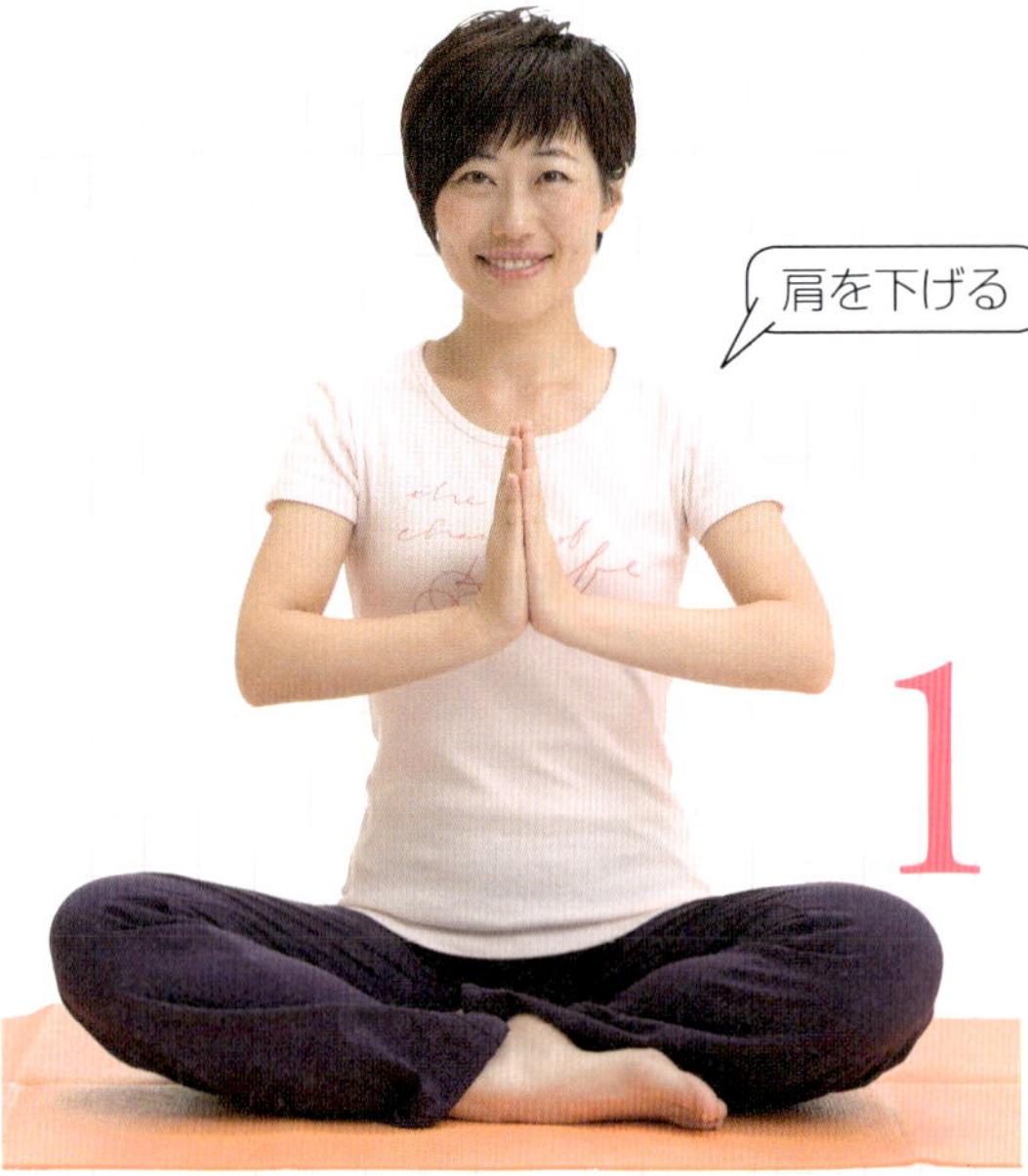

1　あぐらをかいて座り、両手は胸の前で合掌する。肩は下げる

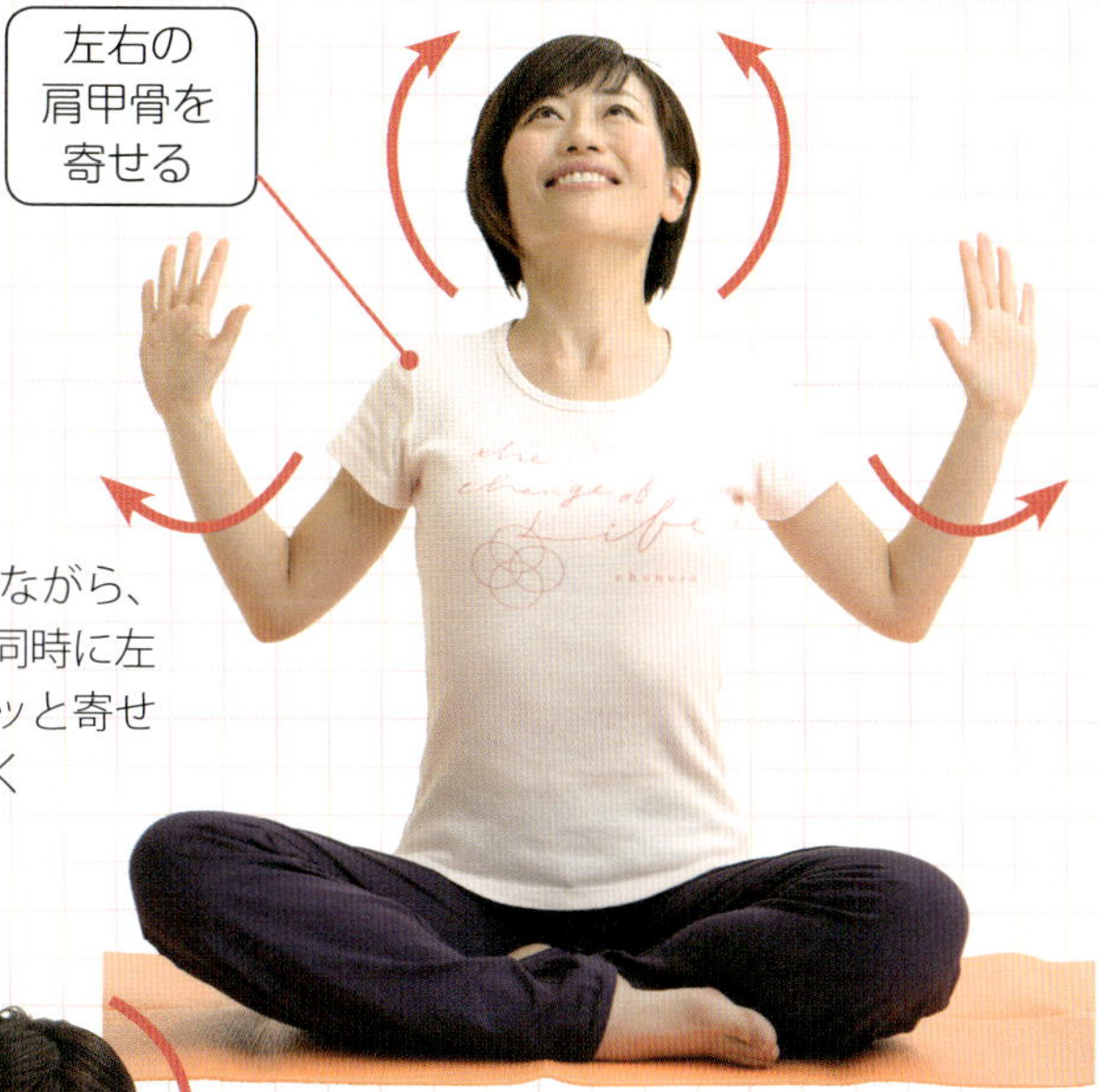
左右の
肩甲骨を
寄せる

2 鼻から息を吸いながら、顔を上に向け、同時に左右の肩甲骨をグッと寄せるように胸を開く

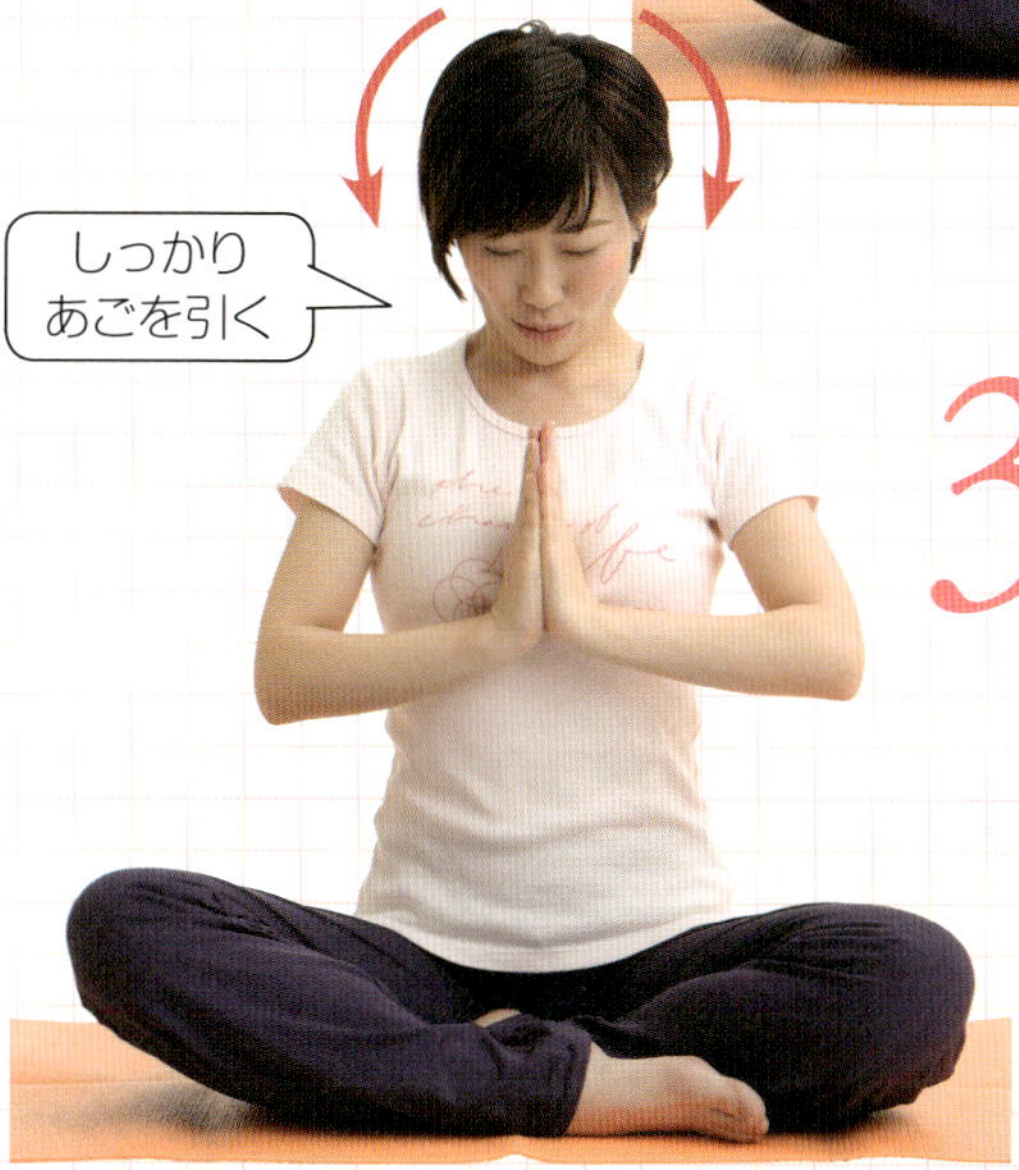
しっかり
あごを引く

3 胸の前で合掌し、口から「はぁ〜」と8秒かけて息を吐き、おなかを凹ませながらあごを引く

ちぇぶらポイント

ただ下を向くだけでは効果が半減。二重あごのスタイルをつくることで、副交感神経の根っこを刺激できる

首の動きとともに不調を流す

自律神経を整える呼吸 夜バージョン

こんな症状に

イライラ、うつうつ、不安、緊張、不眠、ホットフラッシュ、集中力低下

5回×1日3セット

スーッと眠れると大好評！

寝る前にこの呼吸をすると、「すぐ眠気がきて、あくびが出ました」という感想を多くいただきます。毎日、寝る前に行なうのが理想。

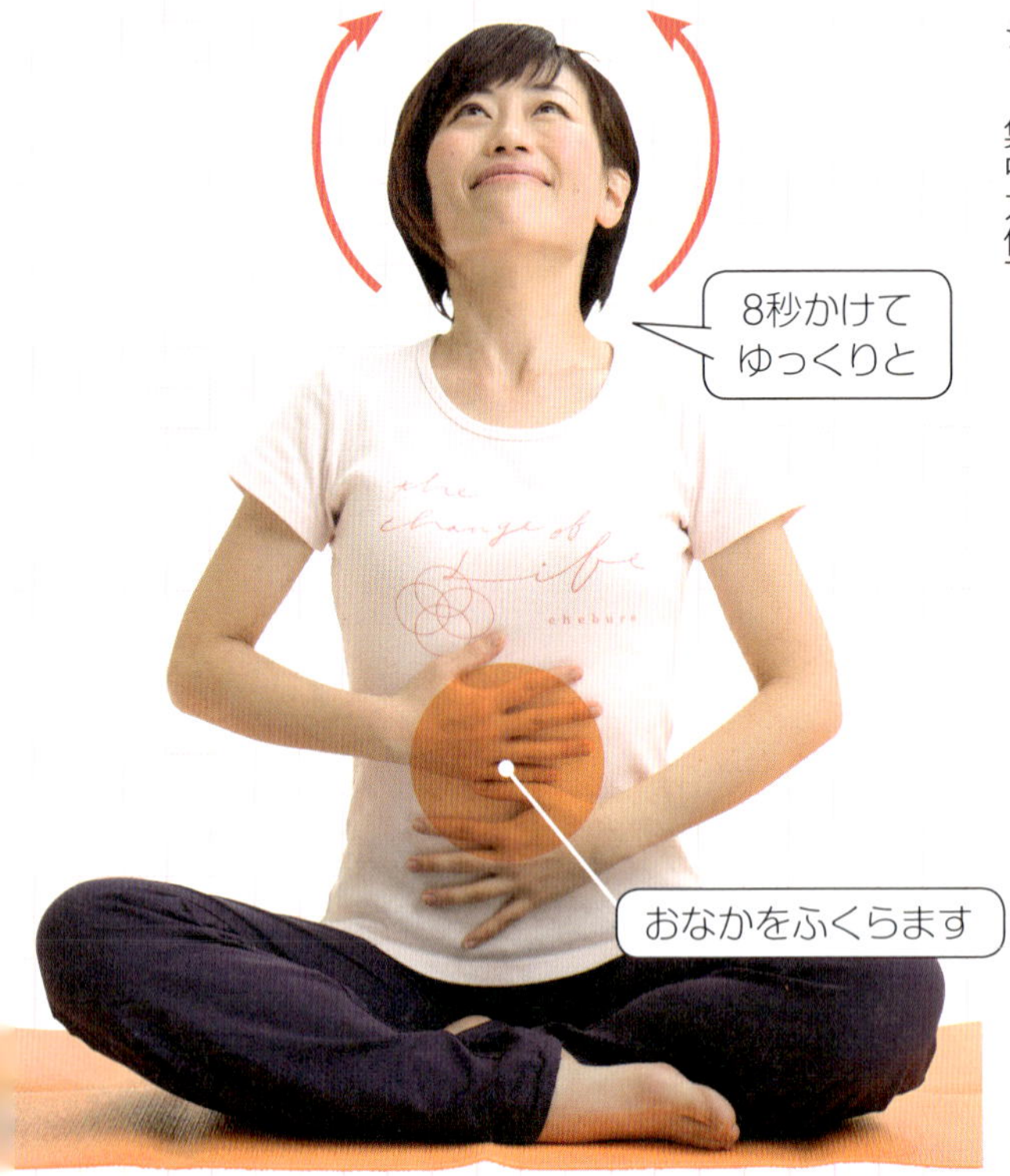
8秒かけて
ゆっくりと
おなかをふくらます

1　あぐらをかいて床に座る。恥骨からおへそまでが床と垂直になるように姿勢を正し、両手はおなかに当てる。鼻から息を吸いながら、おなかをふくらませ、顔を上に向ける

2 口から「はぁ～」と8秒かけて息を吐き、おなかを凹ませながらあごを引く

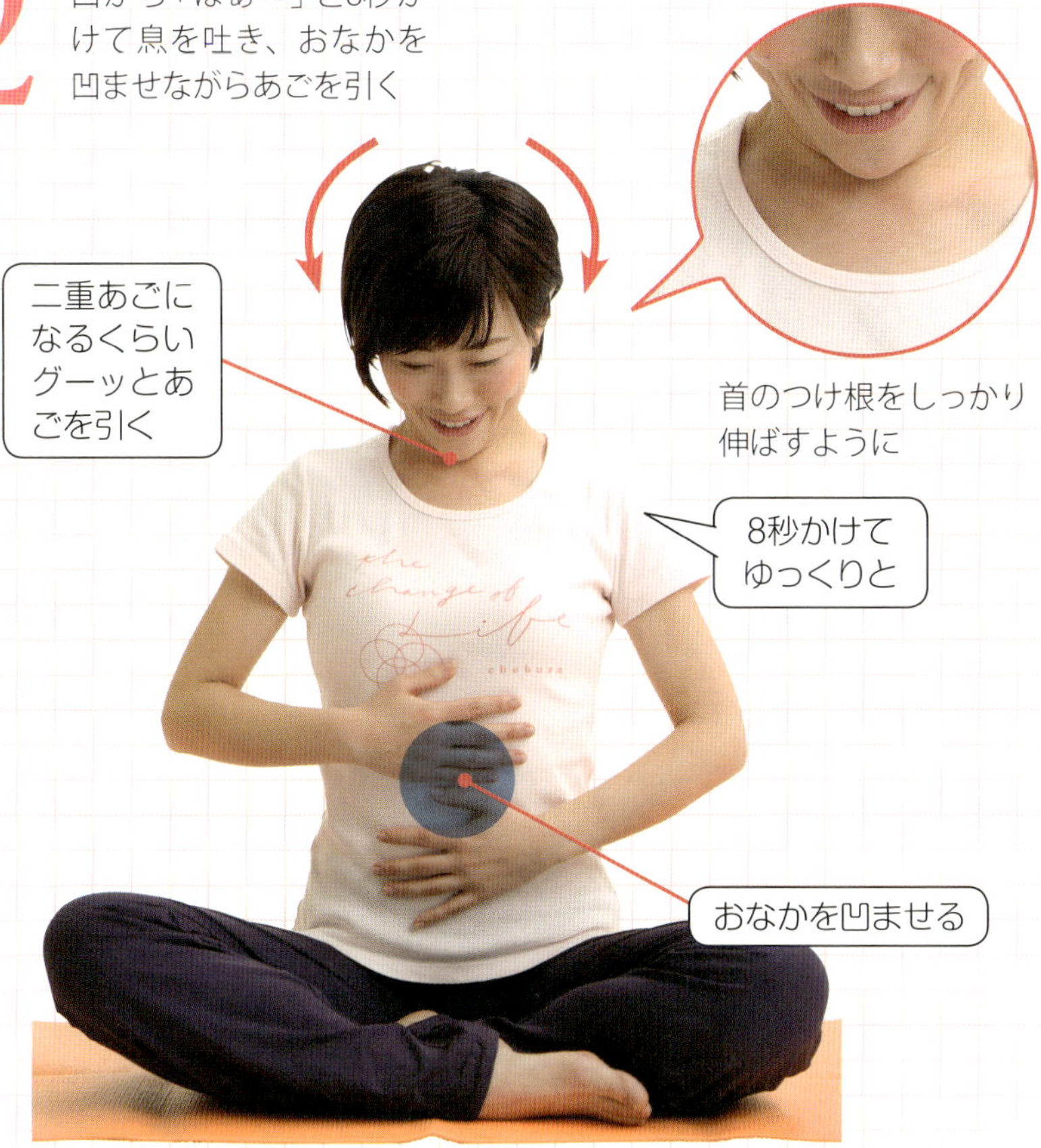
二重あごになるくらいグーッとあごを引く
首のつけ根をしっかり伸ばすように
8秒かけてゆっくりと
おなかを凹ませる

副交感神経の根っこ

神経の中枢である脊髄《せきずい》は脳の延長で、背骨の中を通っている。頭を上下に動かすことで、首のつけ根にある副交感神経（ちぇぶら的表現では〝副交感神経の根っこ〟）をダイレクトに刺激でき、通常の腹式呼吸以上のリラックスが体感できる

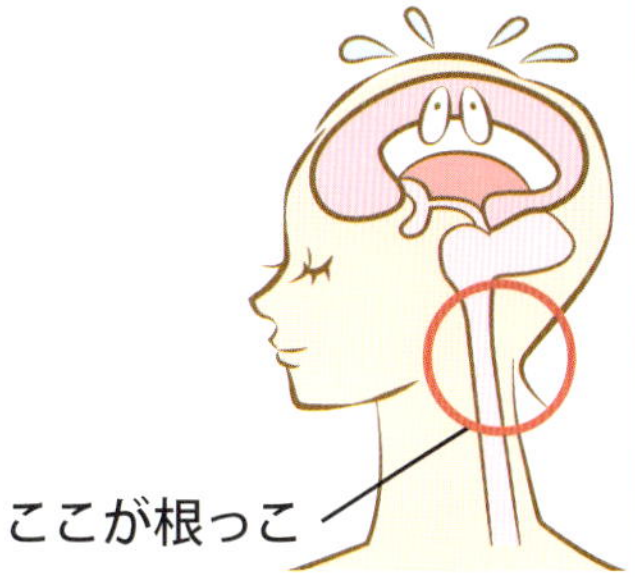
ここが根っこ

気持ちよ〜くこりを流す
肩甲骨ぐるぐるほぐし

こんな症状に
肩こり、首こり、頭痛、冷え、ねこ背、運動不足

1回 × 1日1セット

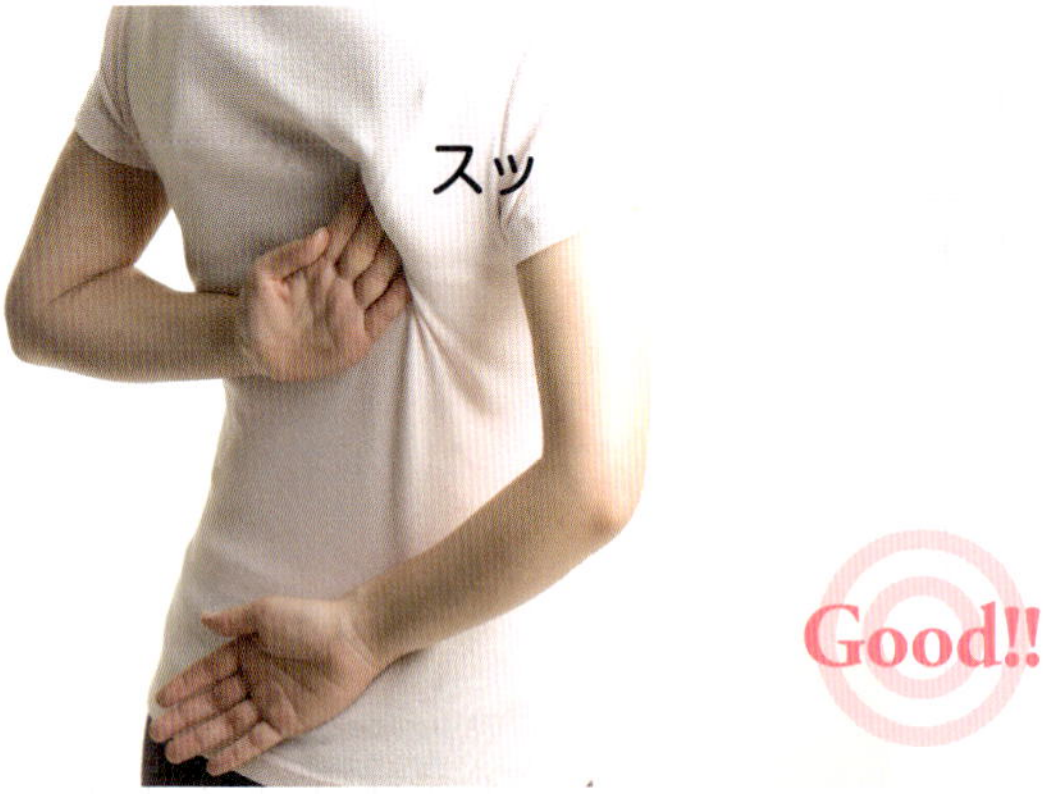

老廃物がたまっていないかチェック!!
背中に手をまわし、肩甲骨の下に指がスッと入れば、筋肉はやわらかく血行も良好。指が入らなければ、老廃物がたまって硬くなっている証拠

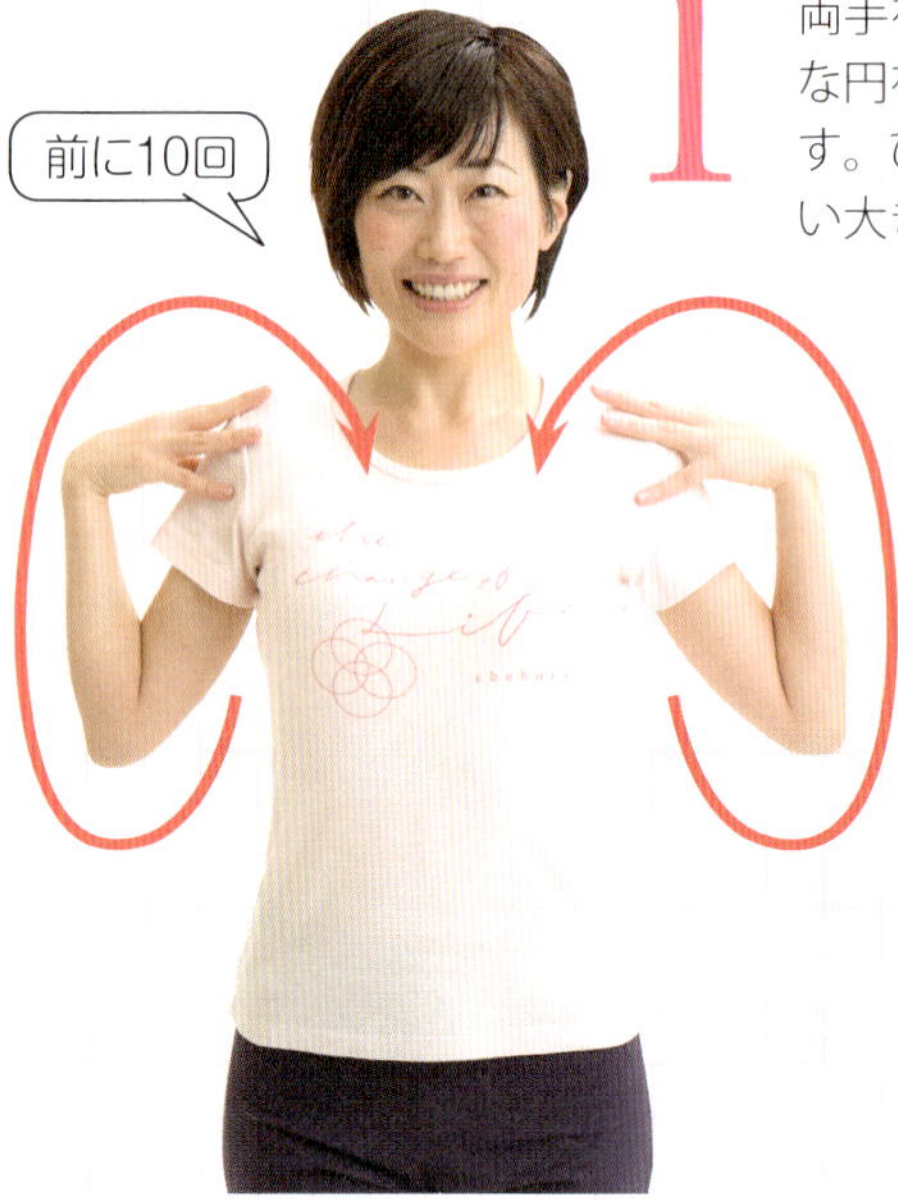

1 両手を肩にのせて、ひじで大きな円を描くように前に10回まわす。ひじとひじがぶつかるくらい大きくまわすと効果的

女性ホルモンの働きが低下し、姿勢の悪さや運動不足が重なると、血行不良で筋肉がカチカチに。解消の決め手は、血流アップ。肩こりの原因は肩甲骨周りの筋肉にとどこおる老廃物なので、痛いところをもむより「肩甲骨を動かす」が正解。血流に勢いが出ると、老廃物がサーッと流れて、即スッキリ。デスクワークの合間にも。

ちぇぶらポイント

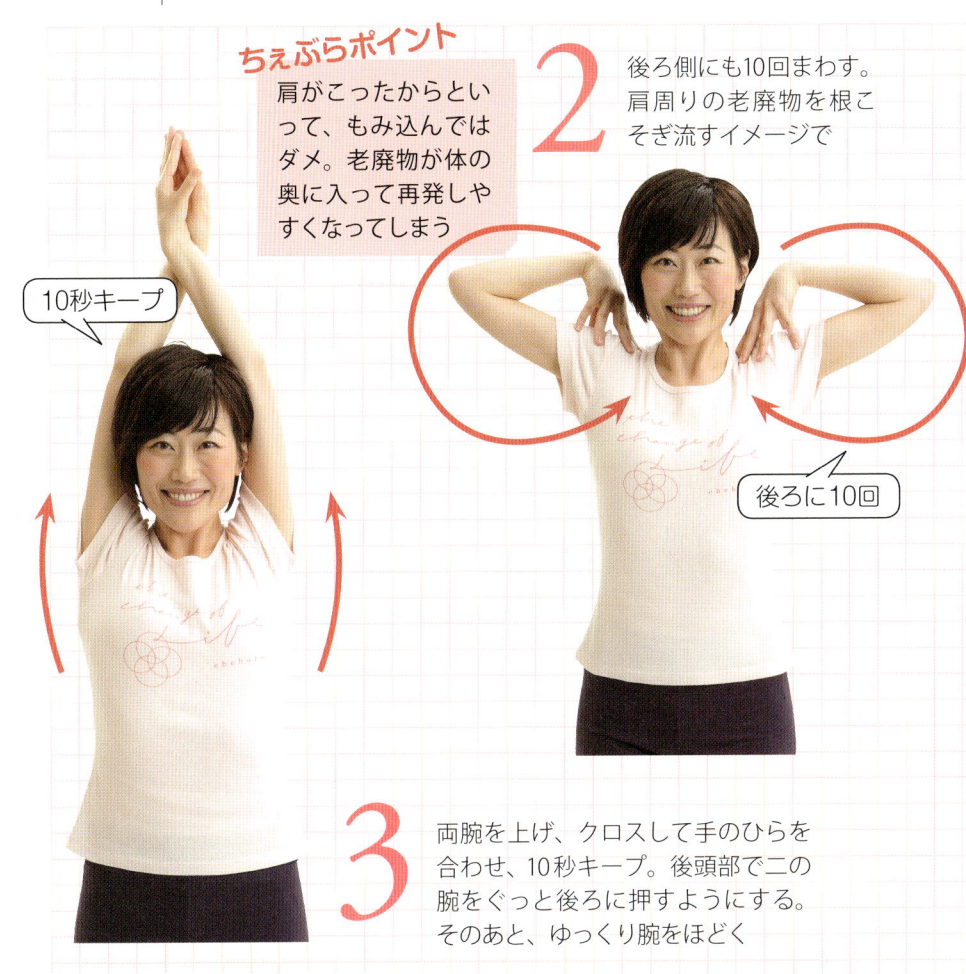

肩がこったからといって、もみ込んではダメ。老廃物が体の奥に入って再発しやすくなってしまう

2

後ろ側にも10回まわす。肩周りの老廃物を根こそぎ流すイメージで

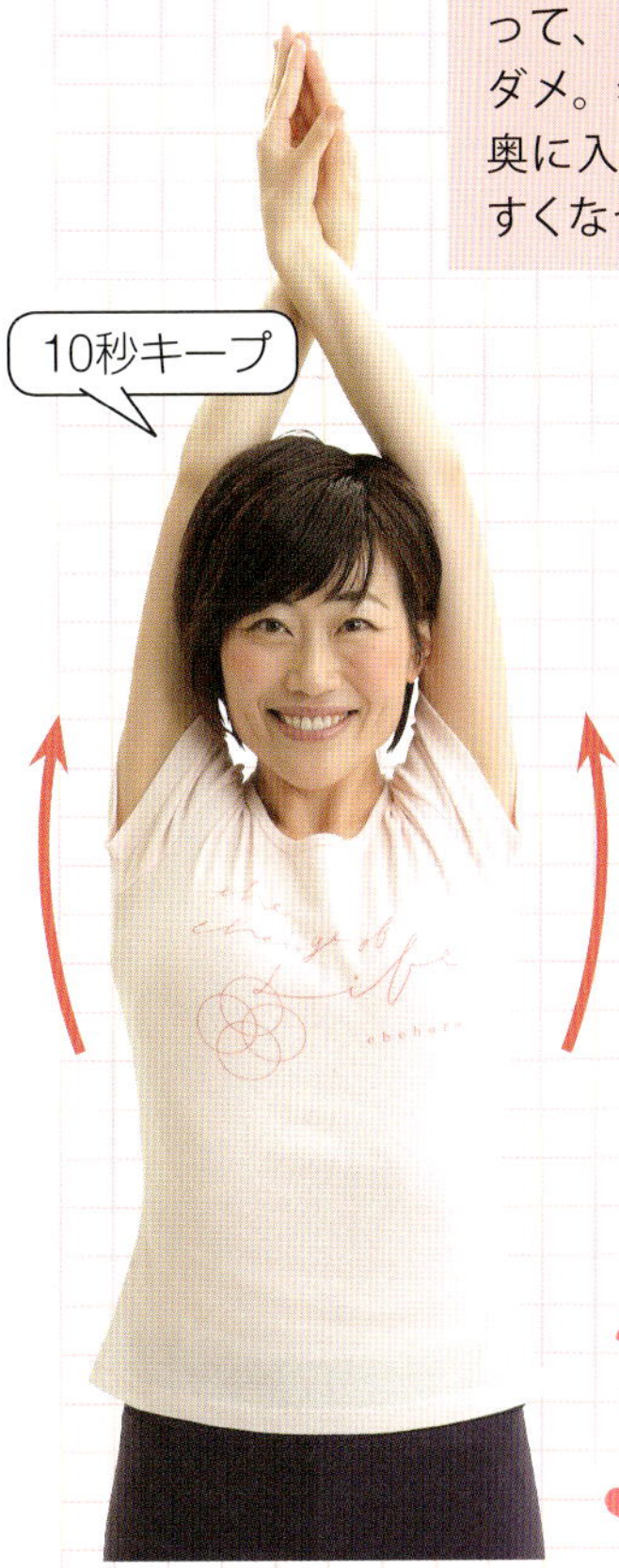

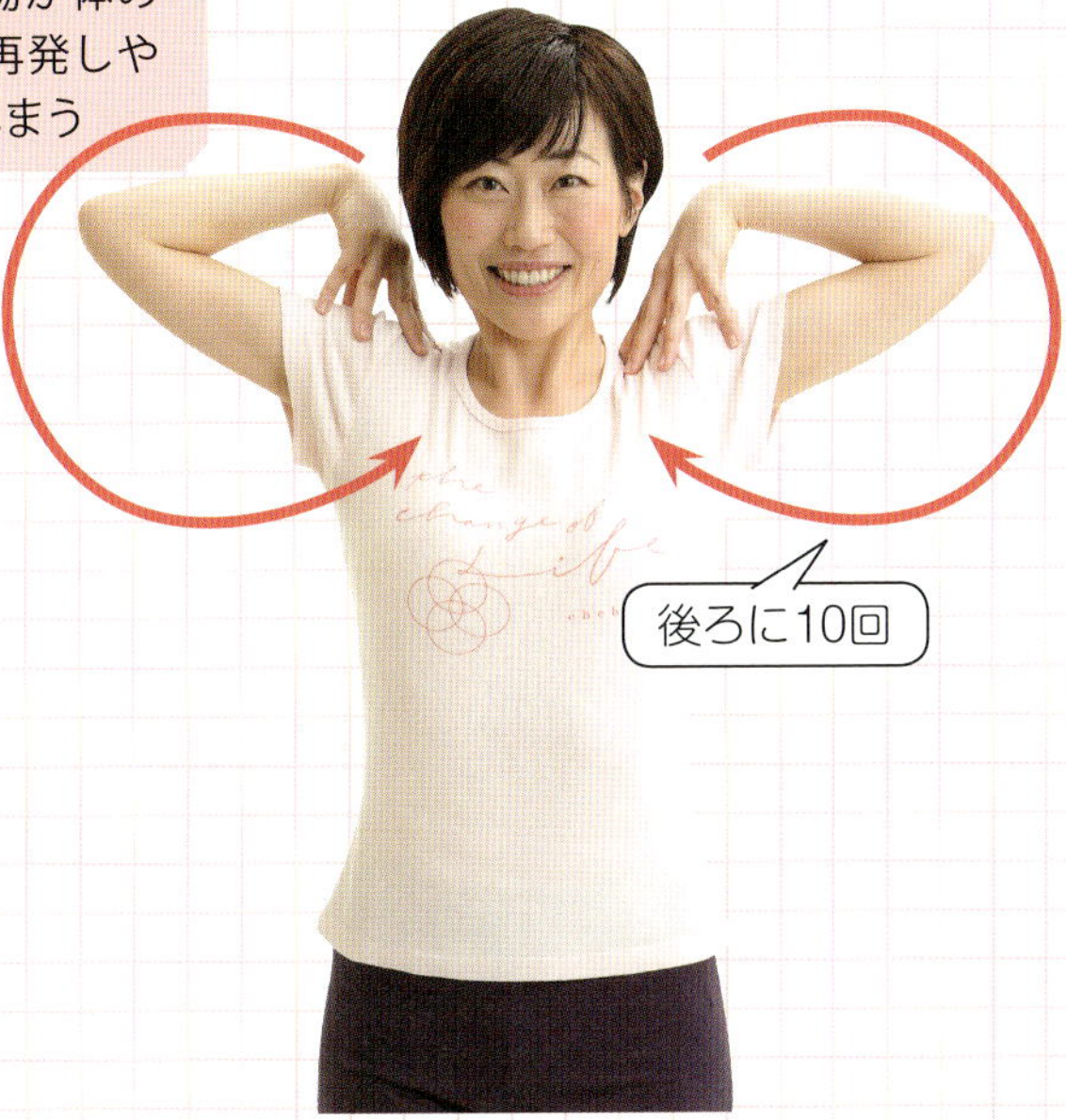

3

両腕を上げ、クロスして手のひらを合わせ、10秒キープ。後頭部で二の腕をぐっと後ろに押すようにする。そのあと、ゆっくり腕をほどく

僧帽筋とプチ加圧

こり解消のポイントは、「肩甲骨」。ここを動かすと老廃物がとどこおりやすい僧帽筋《そうぼうきん》や菱形筋《りょうけいきん》がいっせいに動いてこりが解消。まわして「ゴリゴリッ」と音がしたら、それは老廃物の音。音がなくなるまでまわして流せば、尿とともに排出される。さらに両腕を上げてキープし「プチ加圧」の状態にすると、その腕をほどいたときに血流に勢いが出てスッキリする

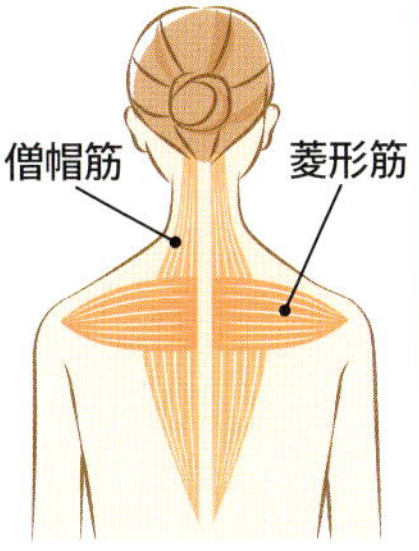

人にいえない不安が劇的に消える！

尿もれ改善！ヒールアップ

こんな症状に　尿もれ、O脚、腰痛、骨盤のゆがみ

10回 × 1日5セット

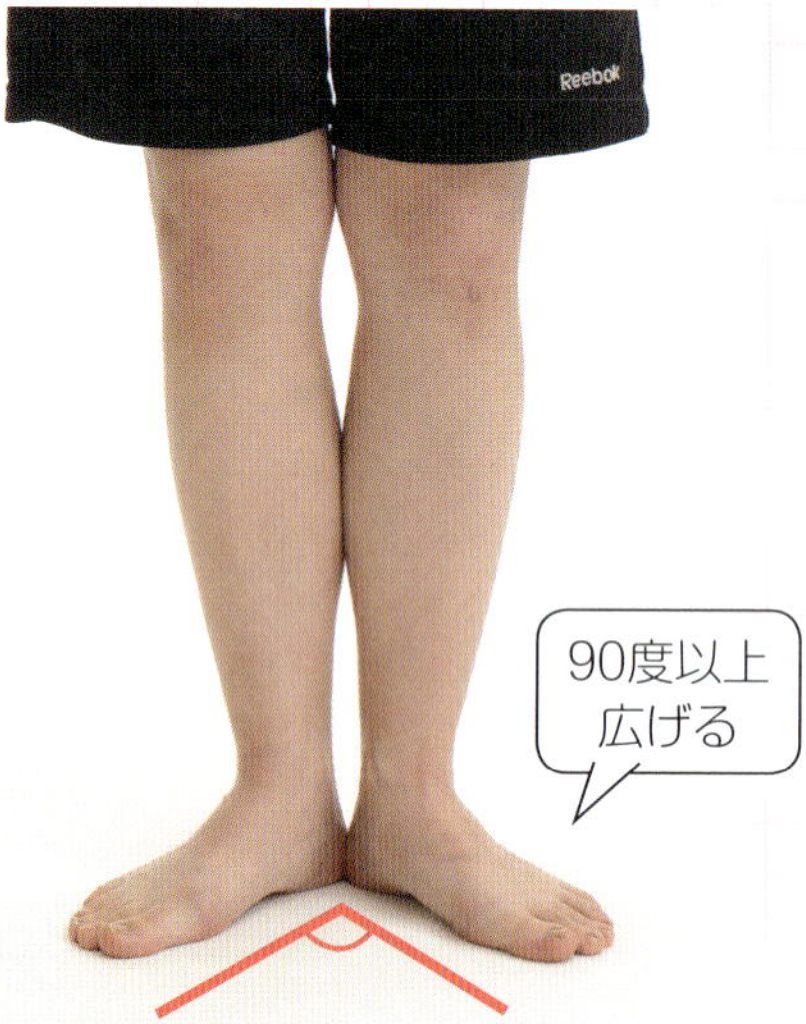

1 左右のかかとをつけ、つま先を外側に開いて立つ

内転筋（ももの内側）と大臀筋（おしり）

左右のかかとをつけたまま動かすと、ももの内側の「内転筋（股をしめる力が働く筋肉）」と、おしりの筋肉「大臀《だいでん》筋《きん》」にじんわり効く。尿もれ対策で注目される「骨盤底筋群」は意識して動かすことはなかなか難しく、しかも薄い筋肉なので、ももとおしりの大きな筋肉とともに鍛えたほうが断然効果的

更年期の悩みの上位に挙がる「尿もれ」。せきやくしゃみをしたときや、大笑いしたときに起こりやすく、40代の2人に1人が経験しているといいます。原因は、筋力の低下や膀胱が過度に収縮したり、尿道や膀胱の粘膜が薄くなったりして尿意を覚えやすくなること。骨盤につながっているおしりやももの筋肉を丸ごと鍛えれば、美脚、美尻、O脚改善にもてきめんの効果あり。

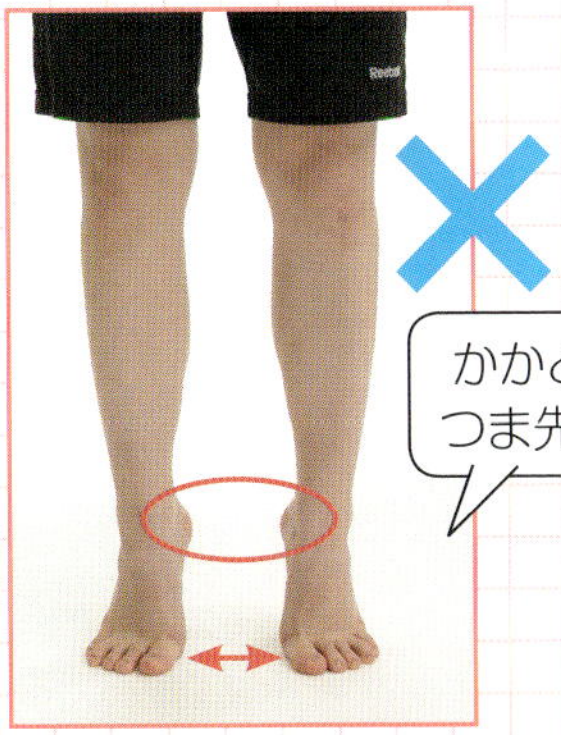
×
かかとが離れている。つま先の開きが少ない

ちぇぶらポイント

左右のかかとを離さない。また、つま先を大きく開くほうが内転筋に力が入って効果大

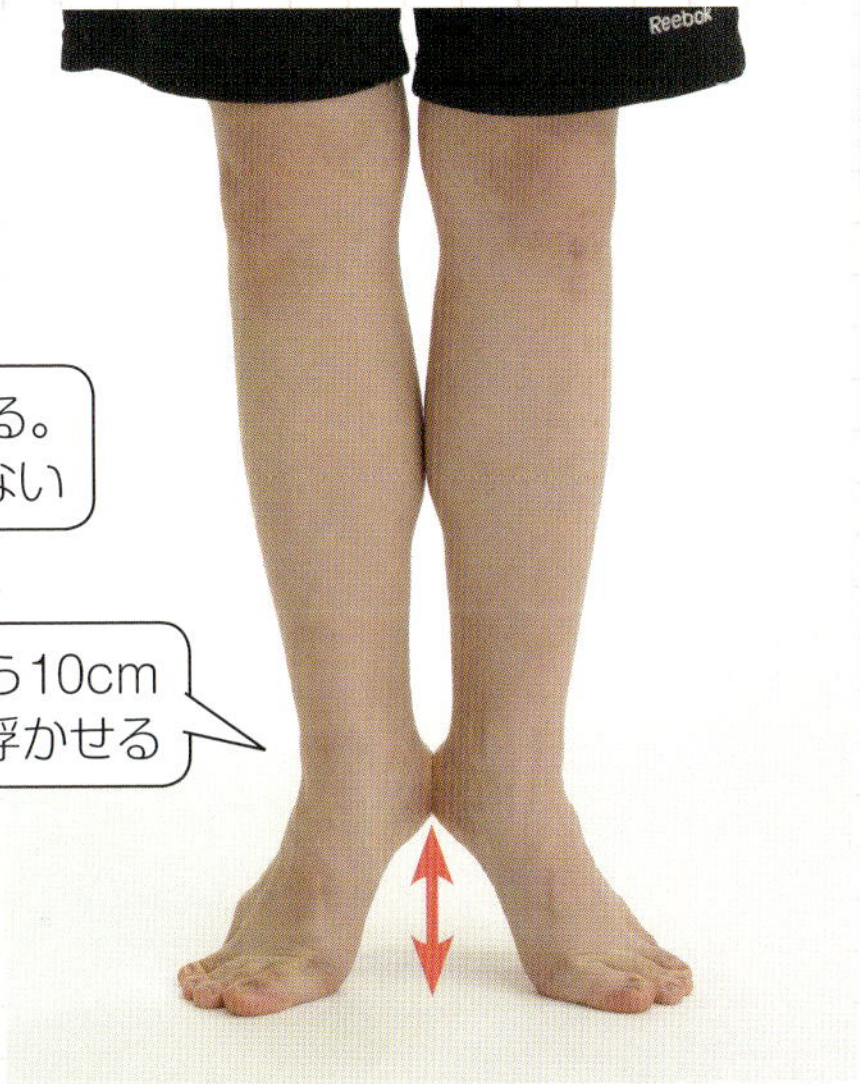
床から10cmほど浮かせる

2

左右のかかとをつけたまま、つま先立ちになる。バランスが取りづらければ、壁や椅子を支えにしてもOK

3

静かにゆっくりかかとを下ろす。1～3の動きを10回繰り返す

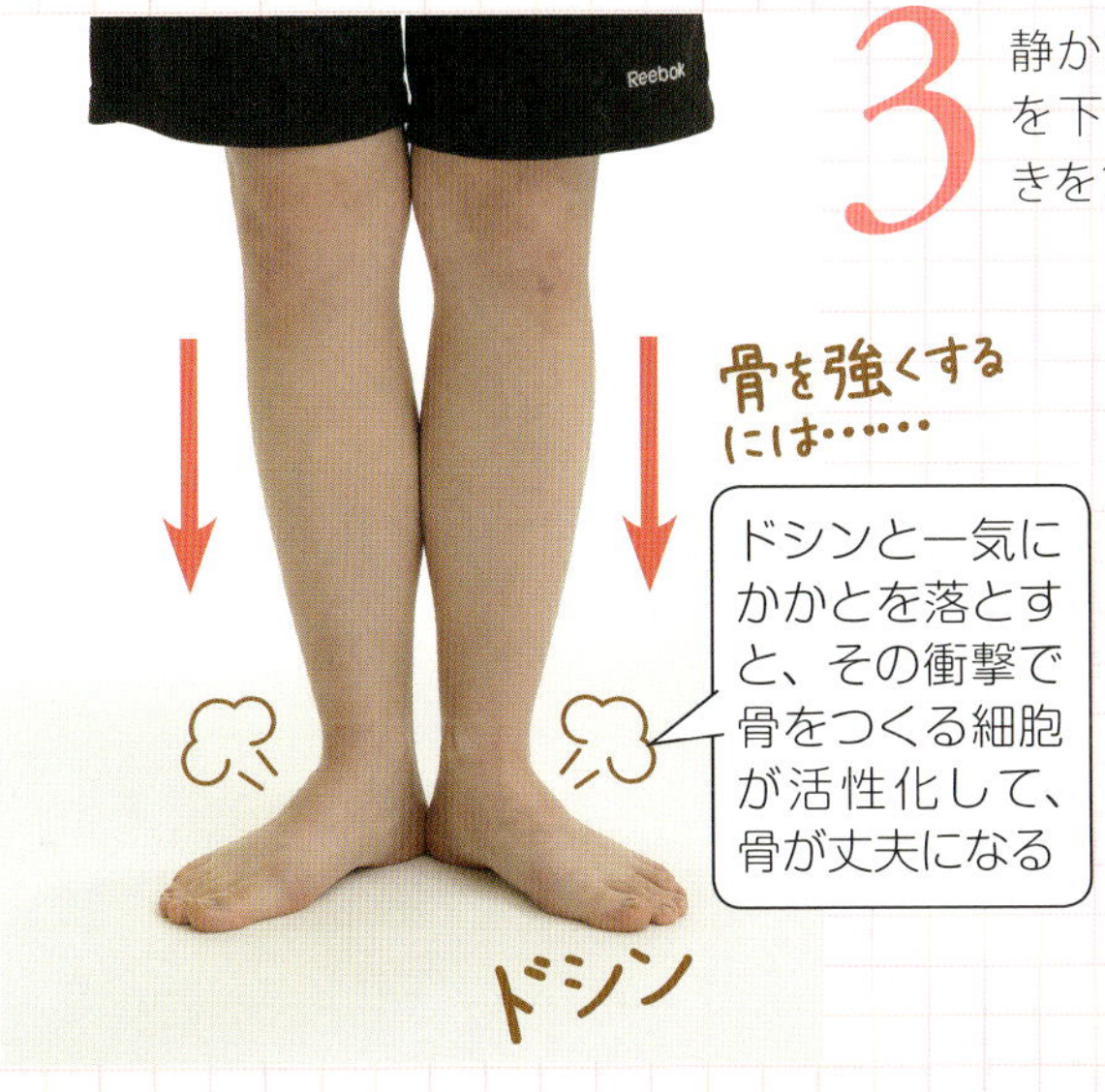
骨を強くするには……
ドシンと一気にかかとを落とすと、その衝撃で骨をつくる細胞が活性化して、骨が丈夫になる
ドシン

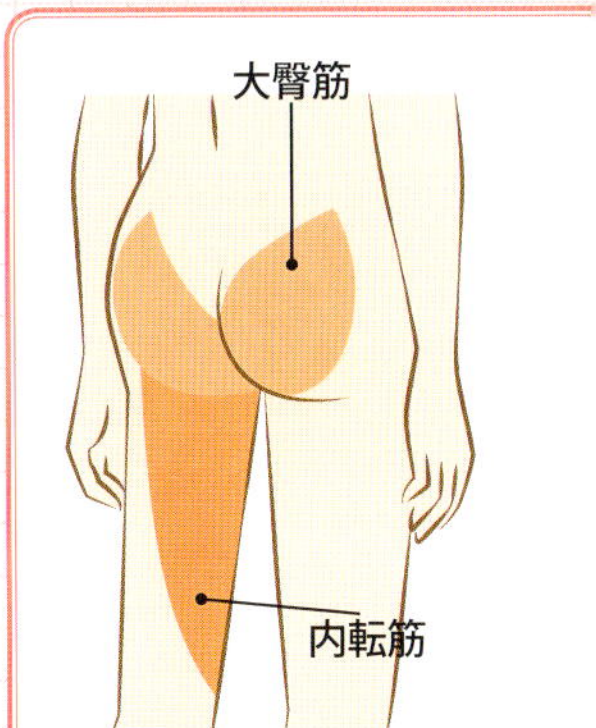
大臀筋
内転筋

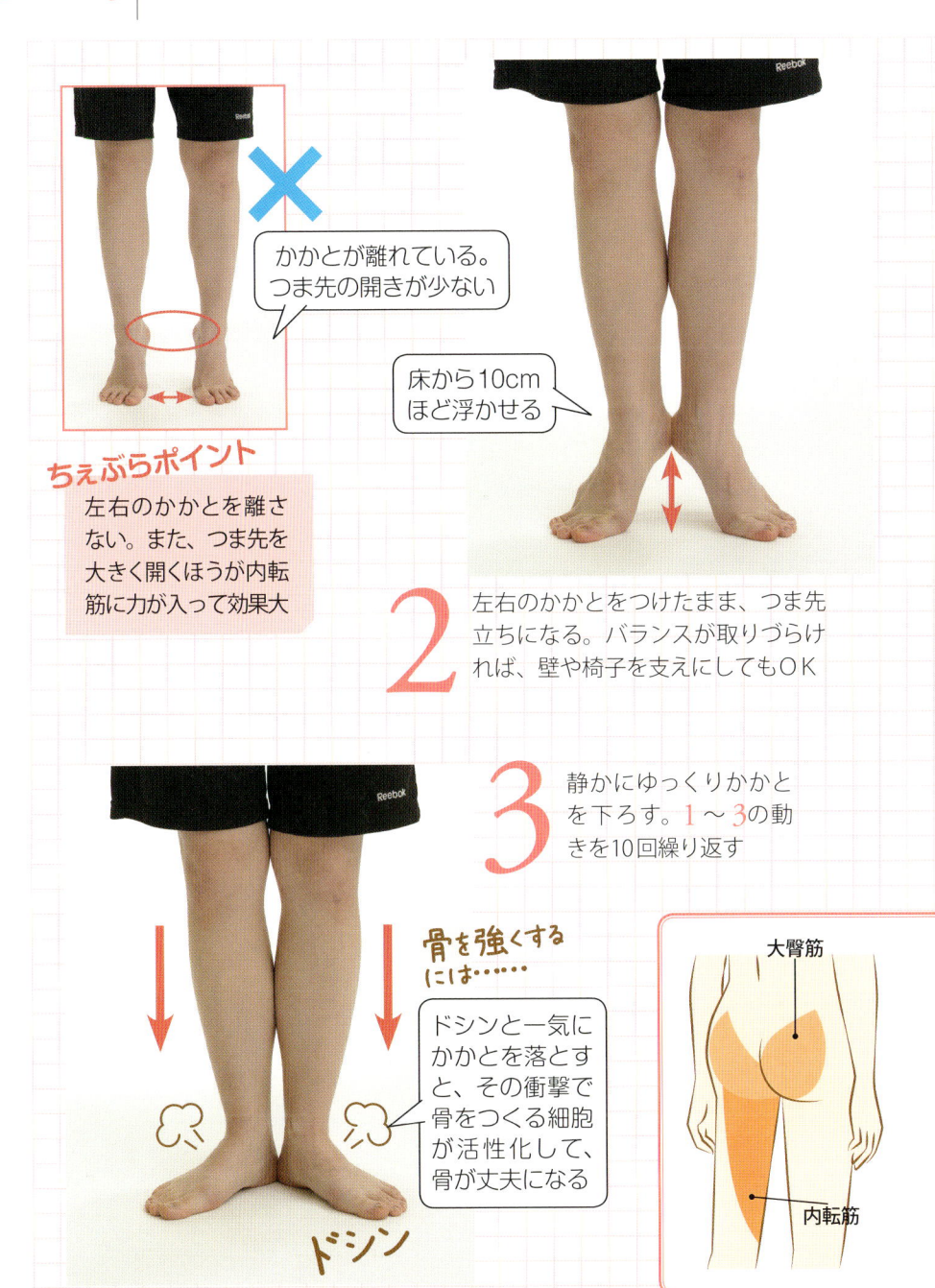

「骨盤のゆがみ」セルフチェック！

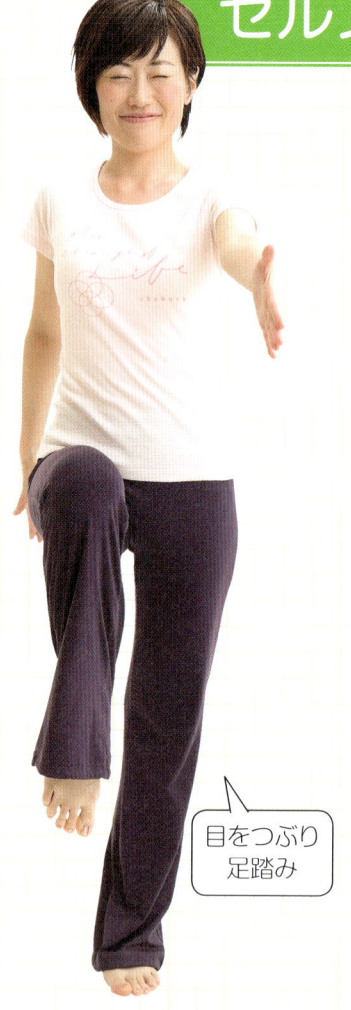

脚力をつけながら簡単診断。体のクセを知っておけば、対策も立てやすい！

1. 元の立ち位置をあとで確認するために、床にテープなどで自分のかかとの位置に目印をつける
2. 目を閉じて50歩、その場足踏み。できるだけひざを上げてテンポよく足踏み
3. 目を開け、最初の立ち位置からどれだけズレたかをチェック

注意

めまいがある人、目を閉じることが不安な人、室内の環境から目を閉じると危険な人は、開けたままでもOK。その場合、視線はまっすぐ正面に向け、下を見ないことで正確に診断できます。家族などにつき添ってもらえば、目をつぶっても安心

上半身と下半身をつなぐ骨盤がゆがむと、腰痛、肩こり、尿もれなど、さまざまな故障の原因になります。あなたはどんな不調に気をつければいいのか、骨盤の状態をチェックしてみましょう。目をつぶって「その場足踏み」をすると、立ち位置のズレからゆがみの状態がわかります。周囲にぶつかるものがない場所で試しましょう。骨盤チェックをしながら、脚力を高めることもできます。

診断結果

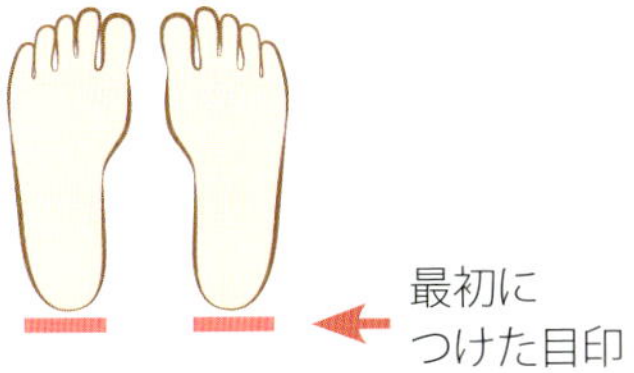

A 立ち位置から動かなかった人

現時点で大きなゆがみの心配はなし

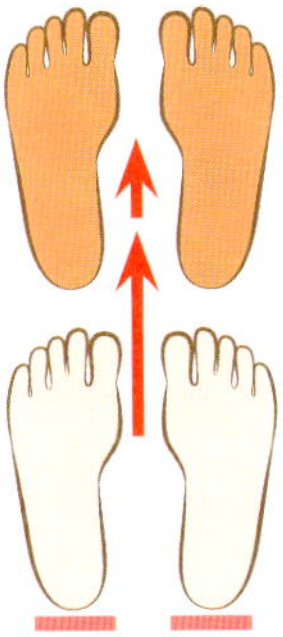

B 前に進んだ人

多いのはこのタイプ。骨盤が前傾して反《そ》り腰になり、おなかがポッコリ。将来的に腰痛や尿もれになりやすい

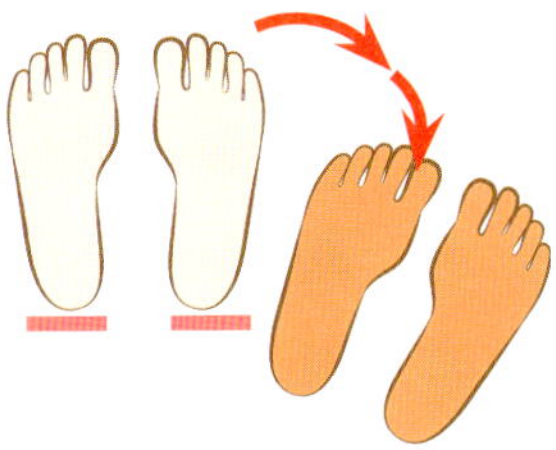

C 左右に回転した人

骨盤の左右にゆがみがあるタイプ。右に回転したら骨盤も右に傾き、左に回転したら骨盤も左に傾いている。どちらも肩こりや腰痛、頭痛になりやすい

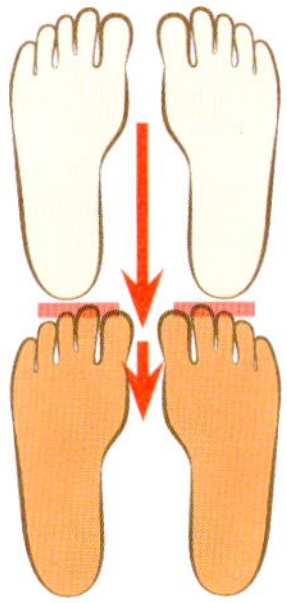

D 後ろに下がった人

骨盤が後傾して、ねこ背、三段腹、肩こり、便秘になりやすい

ズレ幅が大きかった人は、72ページ「毎日・ちぇぶら体操」の〈尿もれ改善！ ヒールアップ〉でさっそくケアを！

気になるときにやればOK!
症状別・ちぇぶら体操

更年期は、日替わりで体調が変わることも。そんなときは、その日の体調改善に応じた「症状別・ちぇぶら体操」を選びましょう。慣れてきたら、予防体操としてもぜひ続けてください。

風邪をひきやすい人に

寝たまま免疫力アップ

こんな症状に

風邪予防、むくみ、運動不足、足先の冷え

1回×1日1セット

1 腰と床の間にすき間ができないよう、仰向けに寝て、両ひざを立てる

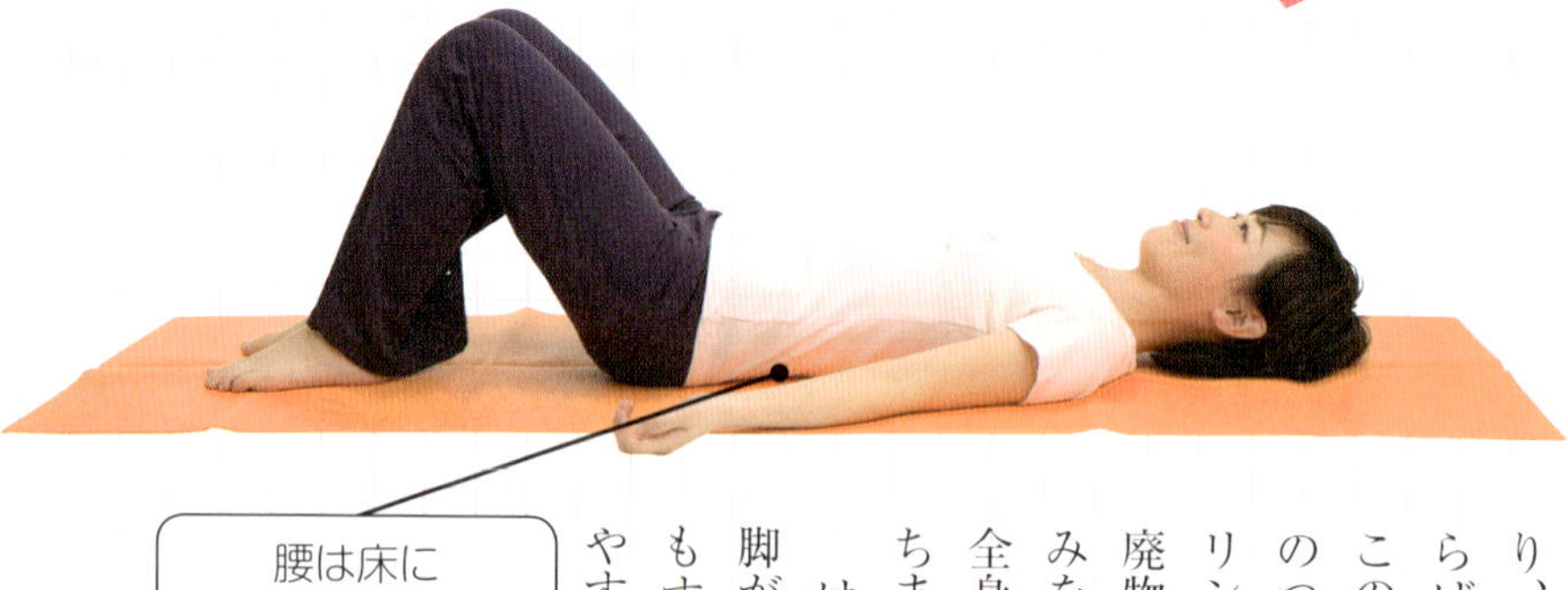

腰は床に
ピッタリとつける

しょっちゅう風邪をひいたり、治りづらかったりするならば、脚のつけ根をひねる、この体操で免疫力アップ。脚のつけ根を動かすと、血流、リンパの流れもよくなり、老廃物も流れます。骨盤のゆがみを取る「自力整体」として、全身のメンテナンスにも役立ちます。

はじめは真っすぐ真上に脚が上がらなくても、1週間もすると筋力がついてやりやすくなります。

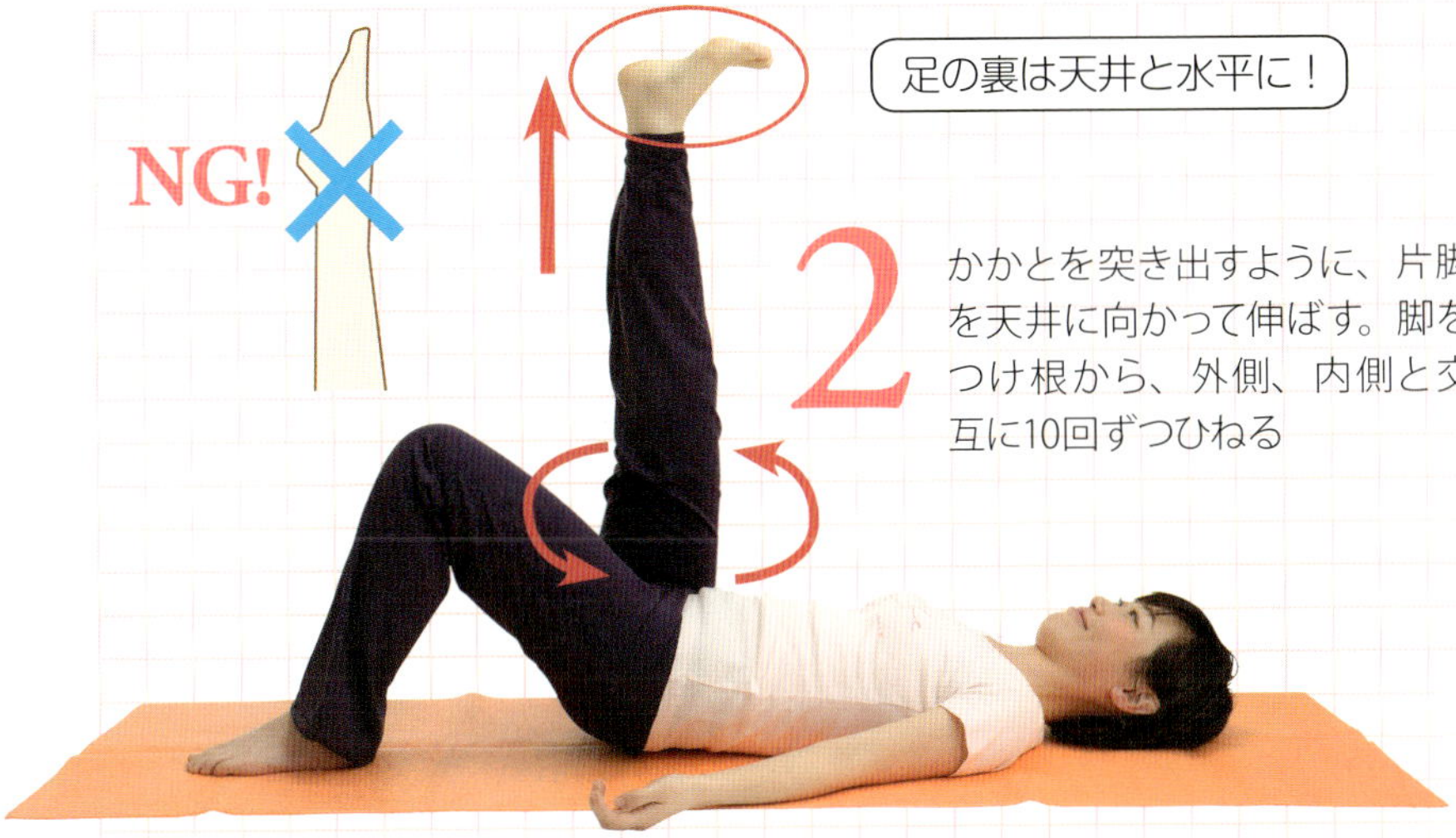
NG!
足の裏は天井と水平に！

2

かかとを突き出すように、片脚を天井に向かって伸ばす。脚をつけ根から、外側、内側と交互に10回ずつひねる

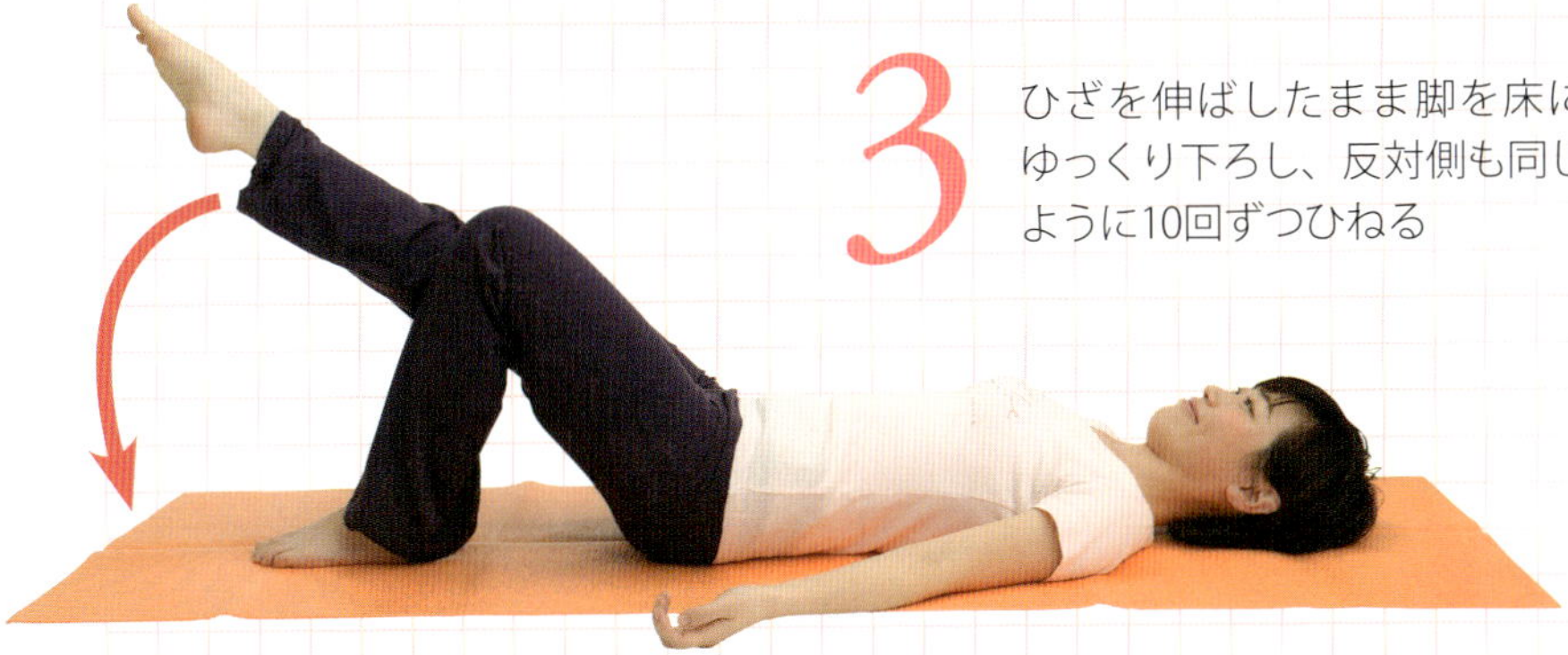

3

ひざを伸ばしたまま脚を床にゆっくり下ろし、反対側も同じように10回ずつひねる

脚のつけ根

「脚のつけ根（そけい部）」には、体の老廃物や毒素をろ過するリンパ節が密集していて、ここをよく動かすと「リンパの流れ」がよくなる。さらに「骨盤のゆがみ」も改善され、動かした側の脚が長くなるほど。2cmも伸びることがある。股関節部分の詰まりが取れた証拠

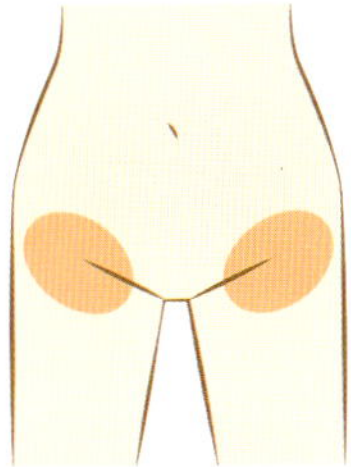

ひきしめて、輝く！ つまむだけ！小顔ケア

こんな症状に

顔のむくみ・しみ・しわ、目のかすみ、集中力低下

1回 × 1日3セット

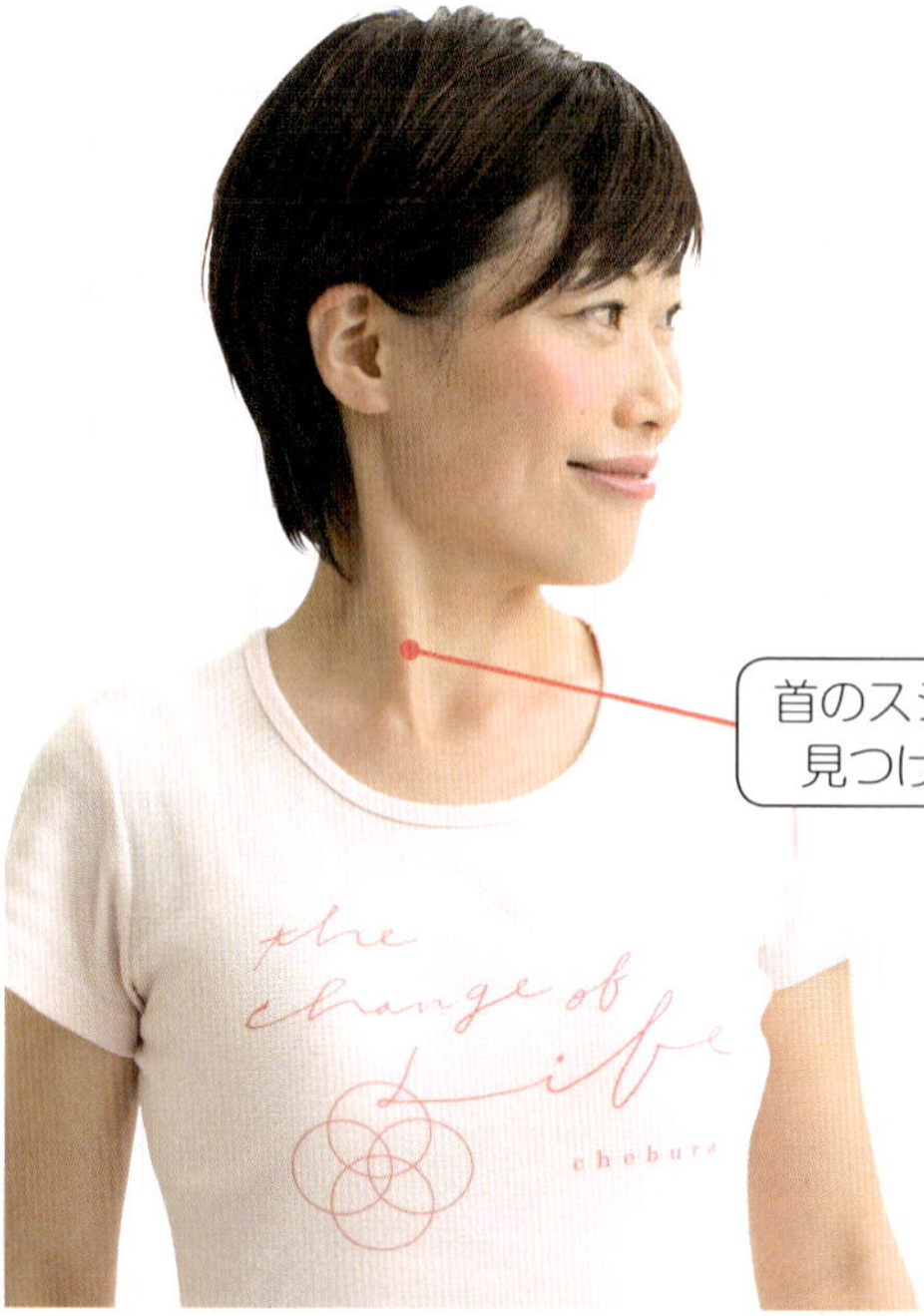

首のスジを見つける

1 横を向いて、耳の後ろから鎖骨・胸骨に向かって首にスジ（胸鎖乳突筋）が出るのを確認

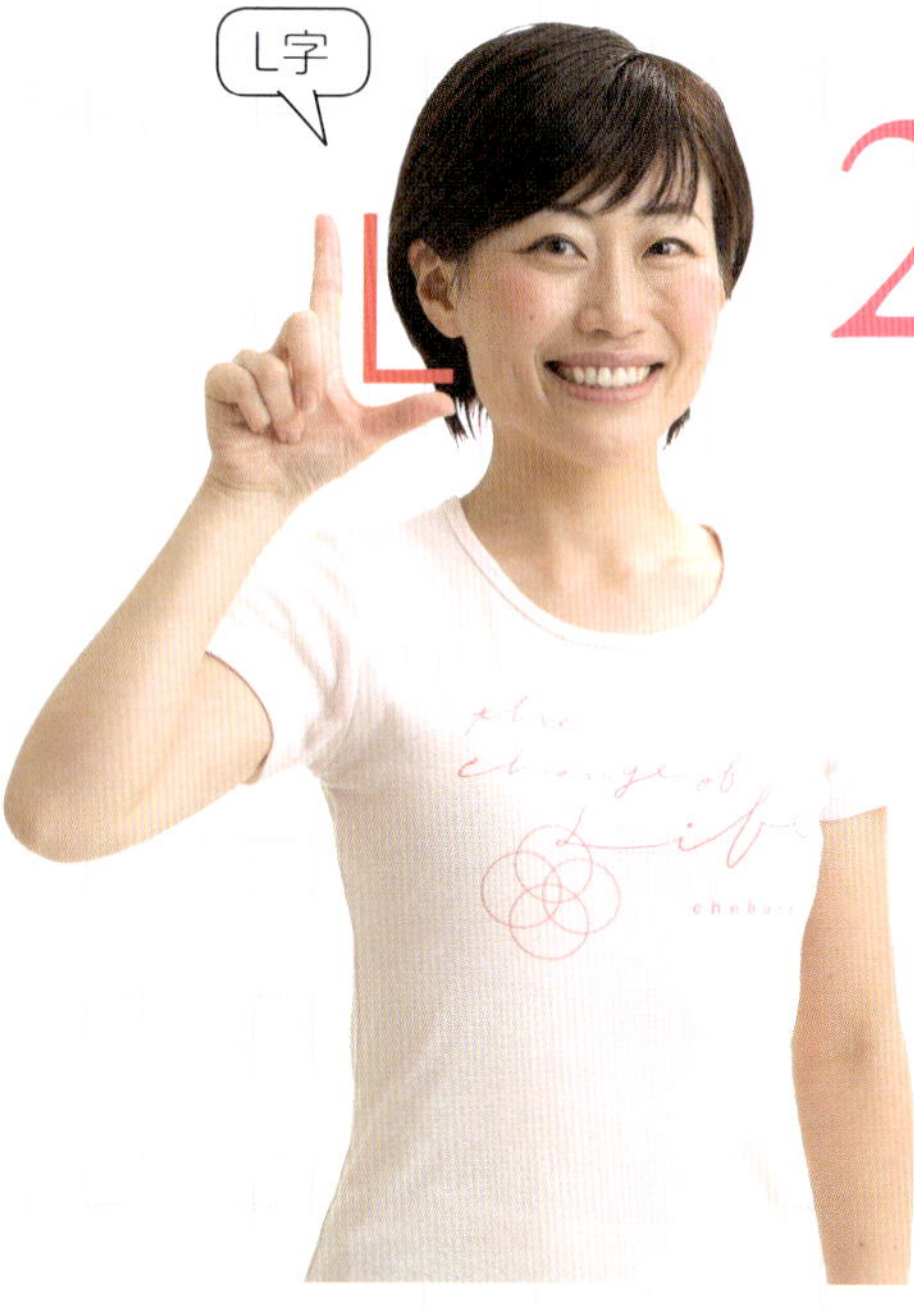

L字

2 親指と人差し指でL字をつくる

一瞬でスッキリ小顔をつくります。首にある胸鎖乳突筋《きようさにゆうとつきん》という筋肉を刺激すると、顔や頭への血流がよくなり、むくみが解消。直後から自分で見てわかるくらい顔が変化します。私の講座でも「目がぱっちりした」「口角が上がった」と皆さん大喜び。美と健康は密接。お風呂上がりに化粧水をつけるときなど、習慣にすると肌が輝いてきます。

胸鎖乳突筋

「胸鎖乳突筋」は、文字通り、胸骨と鎖骨を起点に、耳の後ろのでっぱりの「乳様突起」をつないでいる。首を動かすときに使う筋肉。ここをやさしくつまんでプチ加圧状態をつくってその手を離すと、血流がよくなる

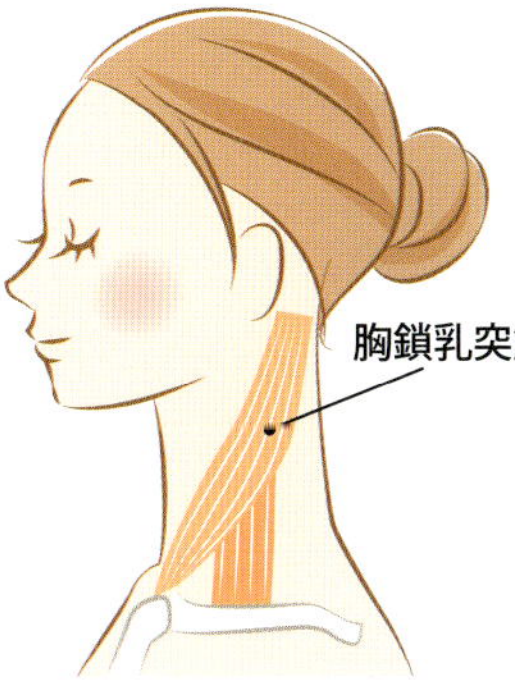

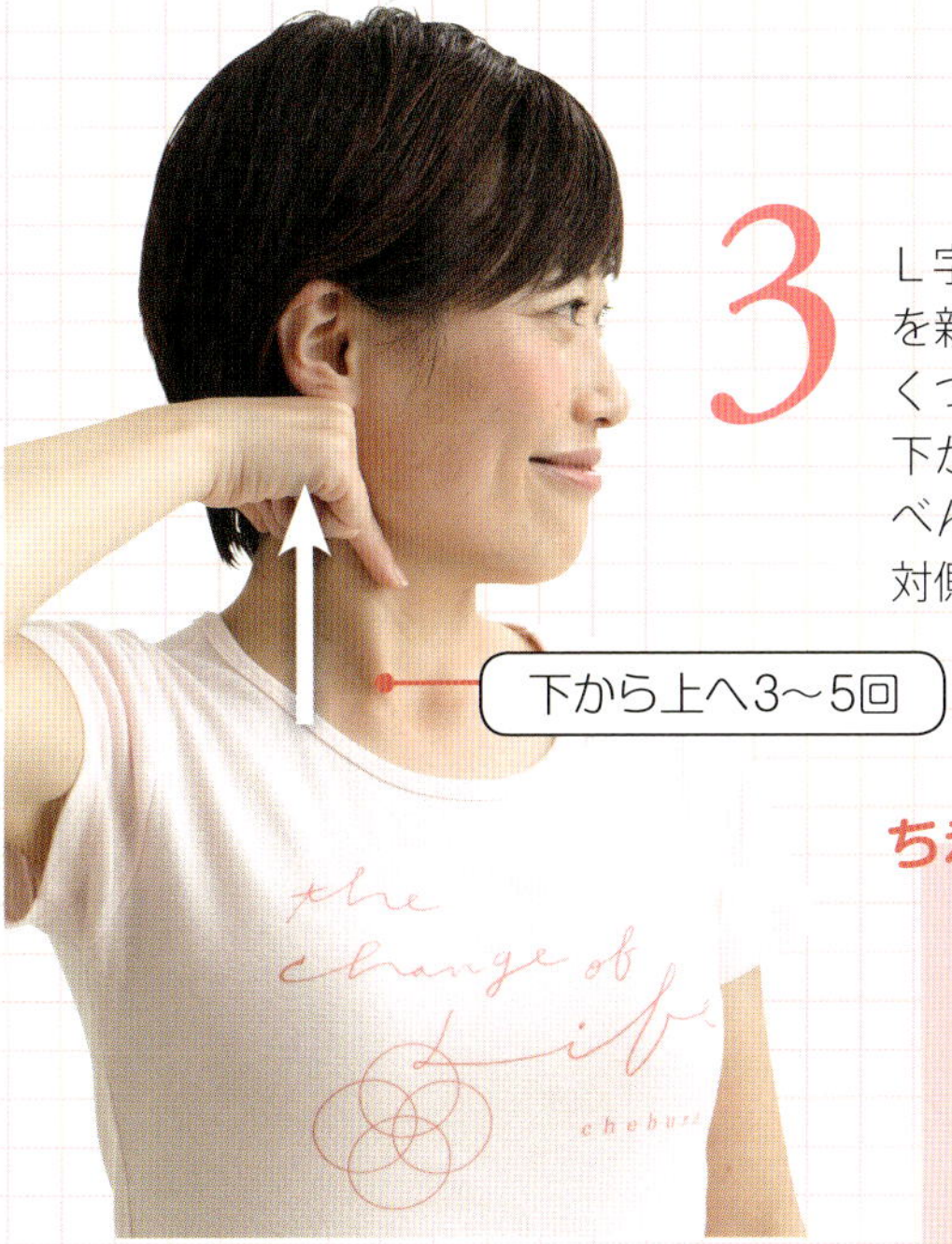

3

L字を下に向けて、胸鎖乳突筋を親指の腹と人差し指全体で軽くつまんですぐにパッと離す。下から上へ、筋肉に沿ってまんべんなく、3〜5回行なう。反対側も同じようにして

ちぇぶらポイント

指の力の入れ方に注意。もみ込むのはNG。強い圧をかけると、こりが内側に入り込んでしまう。人差し指全体をスジに沿って密着させ、そっとマシュマロをつぶさないようにつまむくらいの圧が◎

体が重くて動くのが面倒なら

立ち上がるだけ筋トレ

こんな症状に　運動不足による筋力低下、バランス力の低下

1回 × 1日1セット

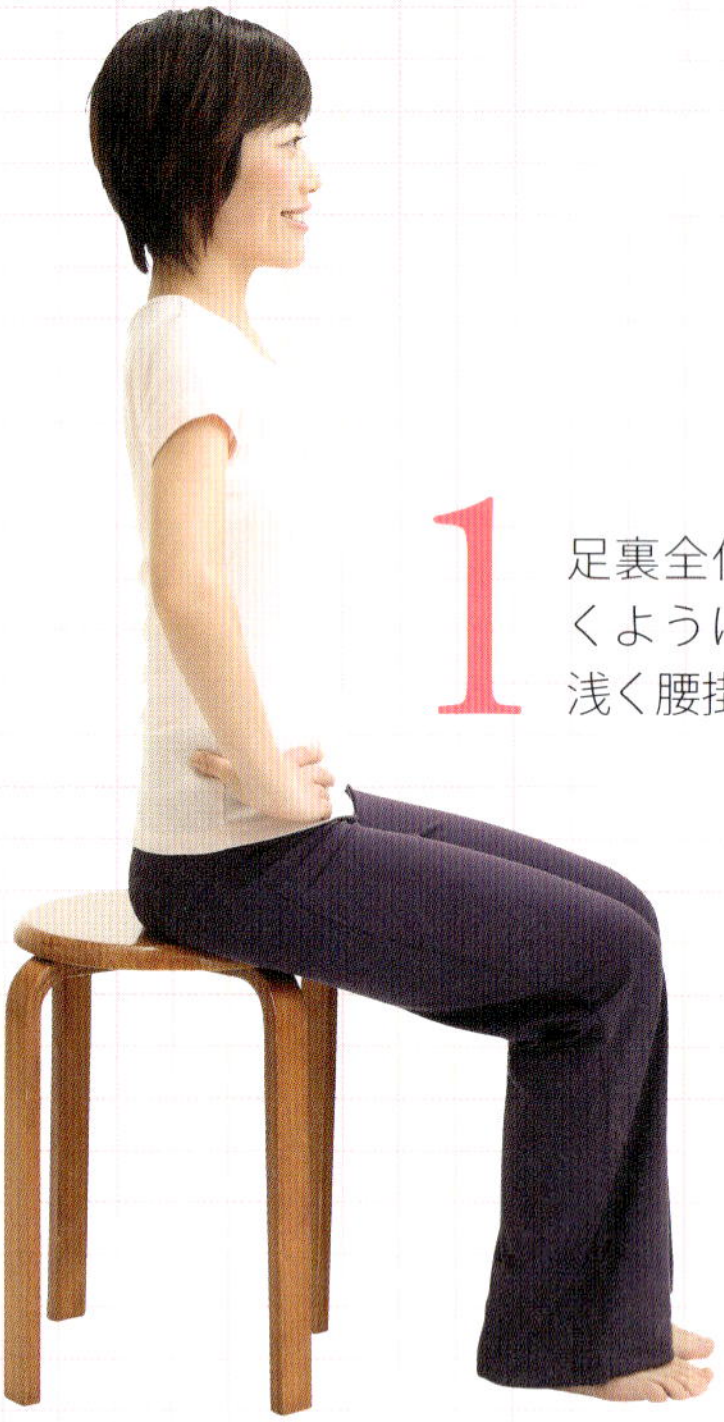

1　足裏全体が床につくように、椅子に浅く腰掛ける

筋力が衰えていないか自己チェックしながら、足腰の筋力アップができます。片足で椅子から立ち上がるだけの簡単な動作ですが、筋力が低下するとスッと立てなかったり、バランスが崩れたりします。うまくできなくても大丈夫、筋肉は何歳からでもトレーニングで強化できます。今から、一生歩ける体づくりをはじめましょう。

＊腰やひざが痛い人は無理をしないで。うまく立ち上がれない場合は、まずスクワットで筋力アップしてからチャレンジ！

2

右足を少し浮かせて立ち上がる準備をする

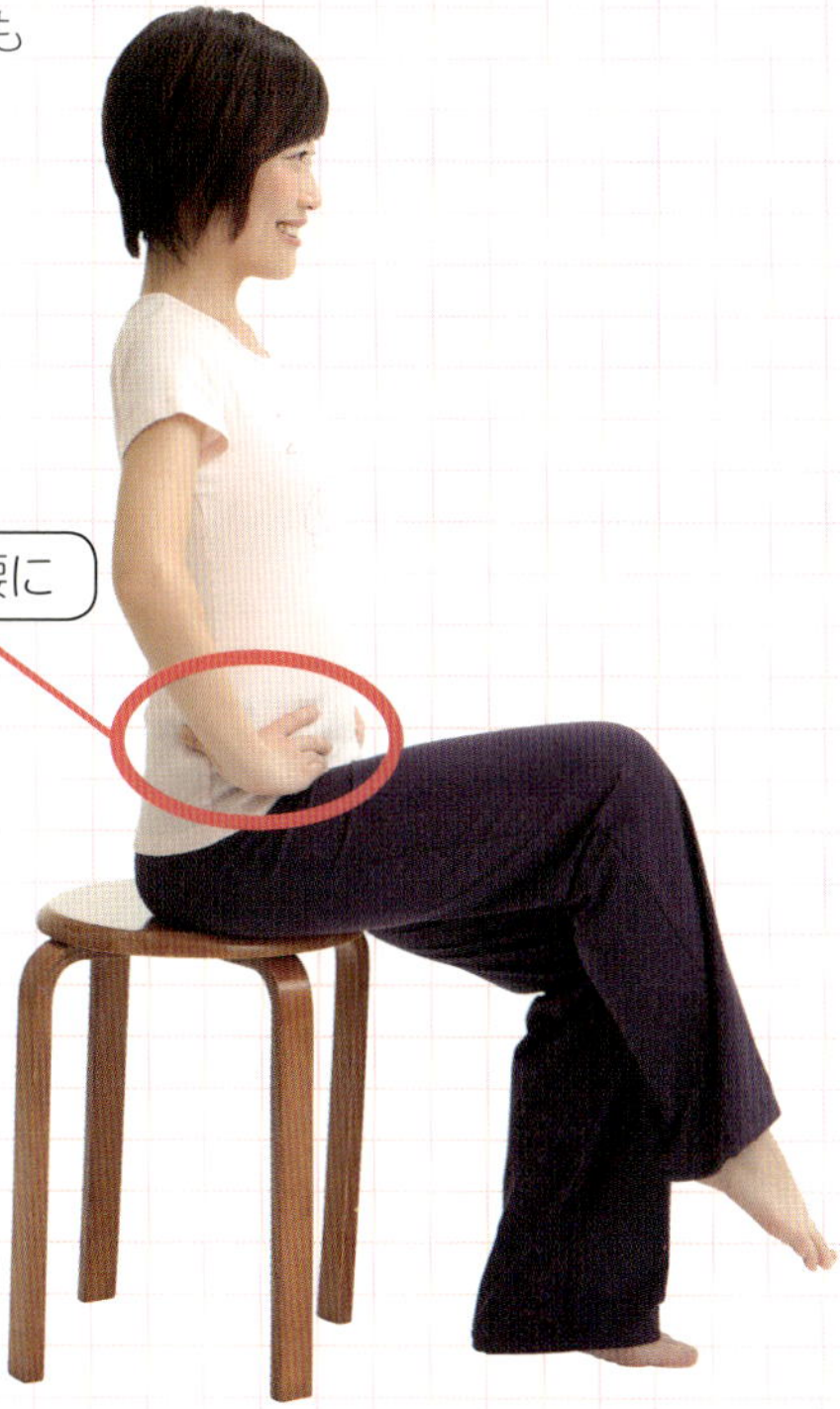

3

左足を軸にして自分の筋力で立ち上がる。そのまま3秒間、片足立ちの姿勢をキープ。反対の足も同じように行なう

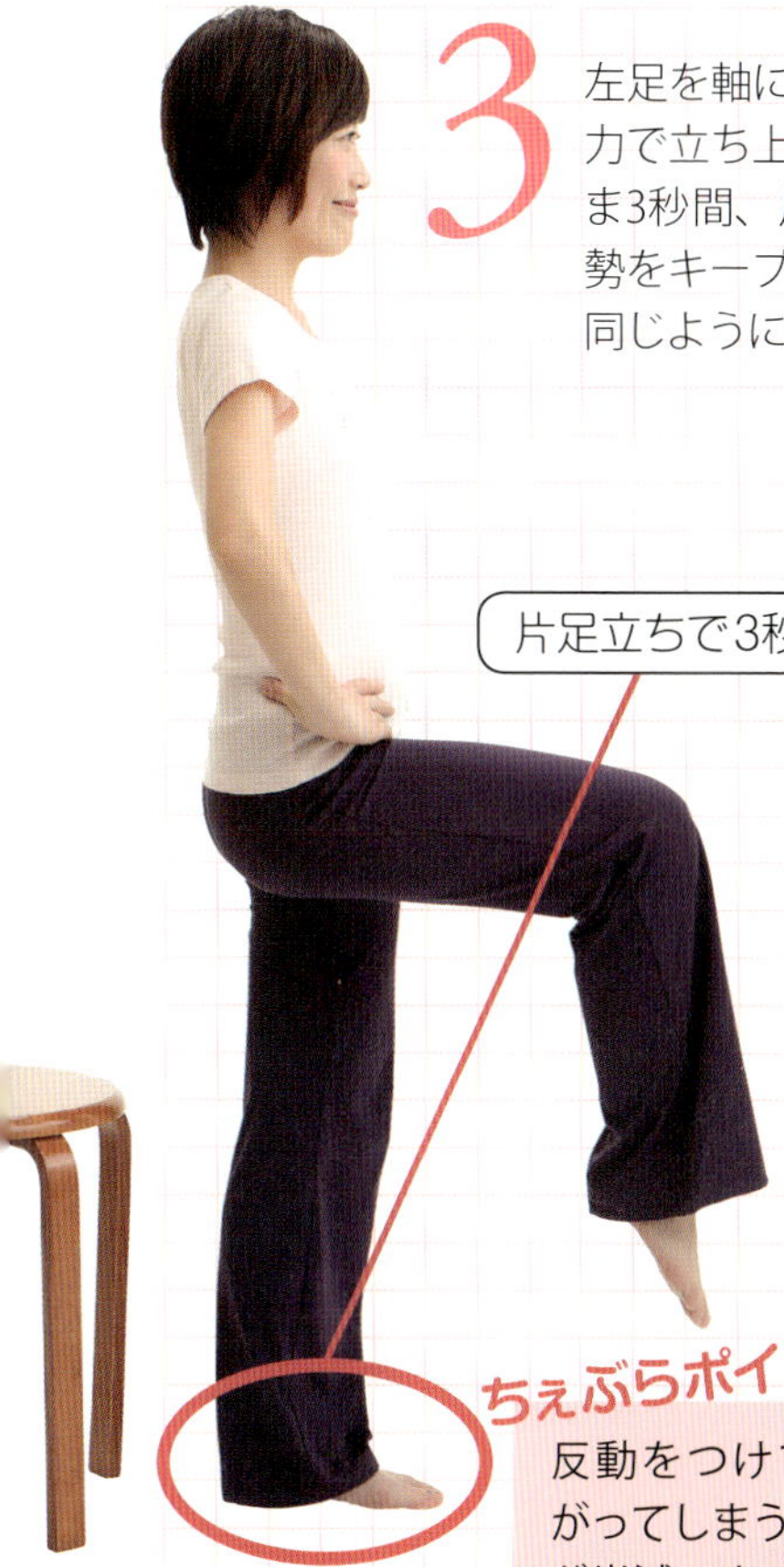

ちぇぶらポイント

反動をつけて立ち上がってしまうと、効果が半減。ゆっくり立ち上がるほど効果大

おなか、背中、太もも前部の筋肉

主に使うのは「おなかと背中の体幹部」と「ももの前部の大腿《だいたい》四《し》頭筋《とうきん》」。どちらも一生自分の足で歩くために欠かせない筋肉。立ち上がるだけで効果的なトレーニングになる

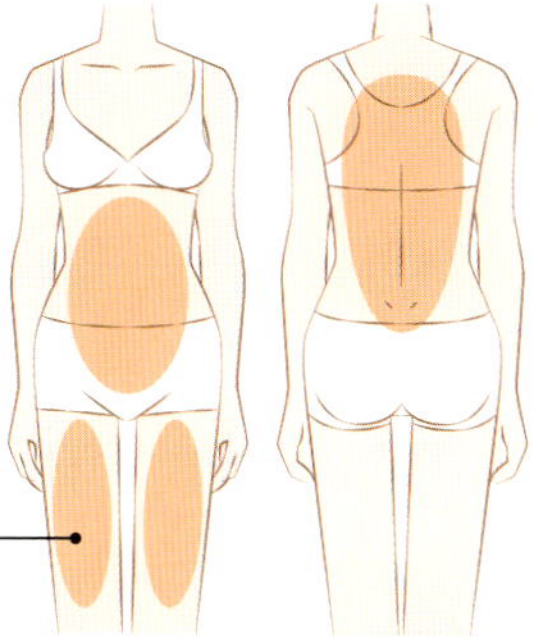

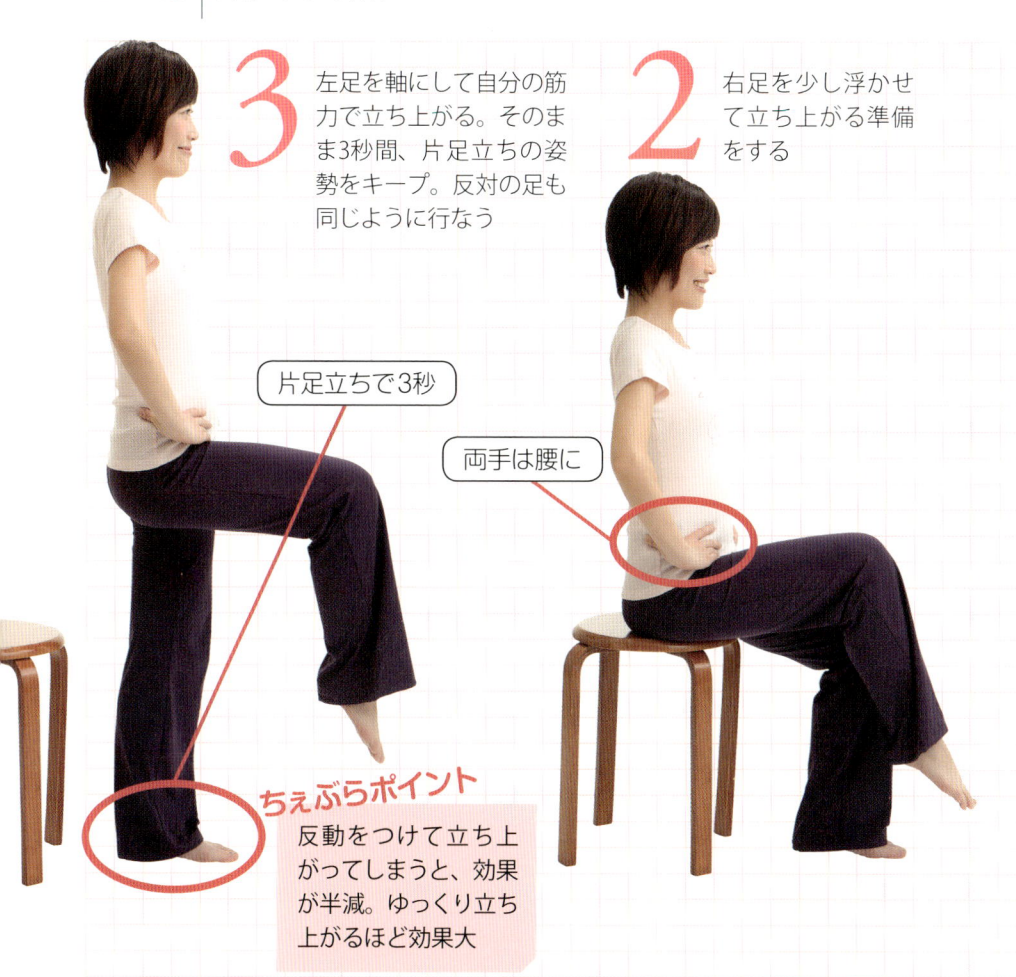

歩くだけでキュッとくびれてマイナス10歳！

骨盤ウォーキング

こんな症状に

太りやすい、疲れやすい、運動不足、ストレス、便秘

1日10分

基本の「骨盤をまわす動き」を練習

基本

肩を正面に向けたまま、腰を左右に回転させる。この動きだけでもかなりの筋トレに！

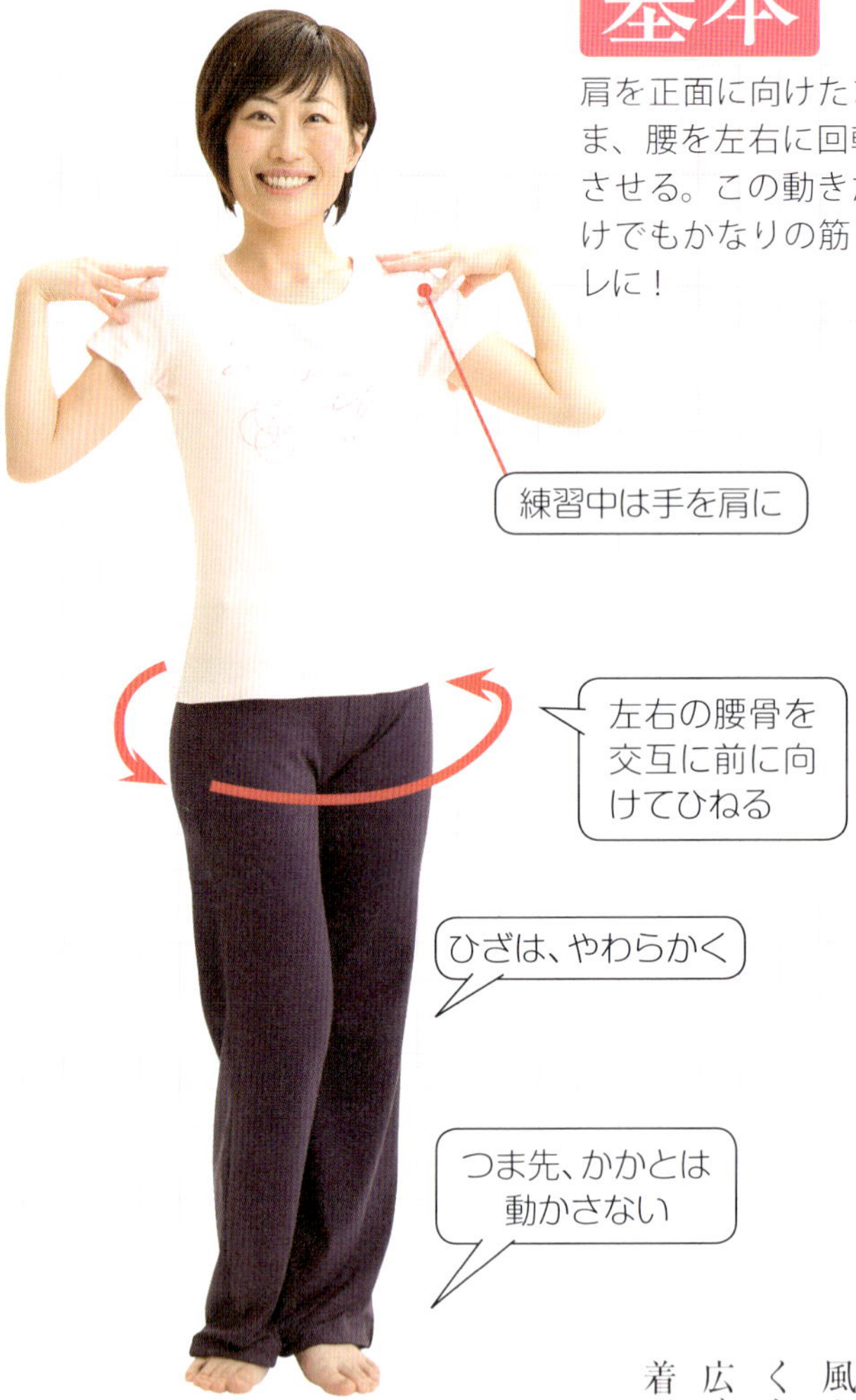

練習中は手を肩に
左右の腰骨を交互に前に向けてひねる
ひざは、やわらかく
つま先、かかとは動かさない

足を前に踏み出すとき、腰骨から動かすことで、体幹部がひねられ、骨盤周りの血行がたちまちよくなります。5分も歩くと体がポカポカに。股関節周りのストレッチでウエストがしまり、代謝も免疫力もアップ。颯爽《さっそう》としたモデル風ウォーキングだから見た目も若くなり、お得がいっぱい。歩幅が広くなるので、目的地にも早く到着できます。

みぞおちから脚！

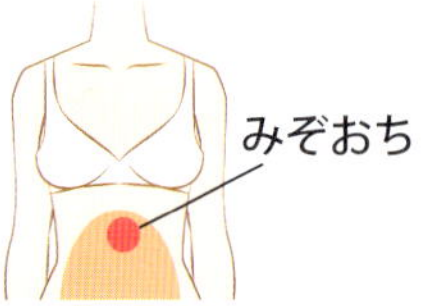

みぞおち

脚のつけ根（そけい部）からではなく、みぞおちから脚がはえているイメージで歩く

1

肩は正面を向けたまま、みぞおちから下だけをひねって、右の腰骨を前に出す

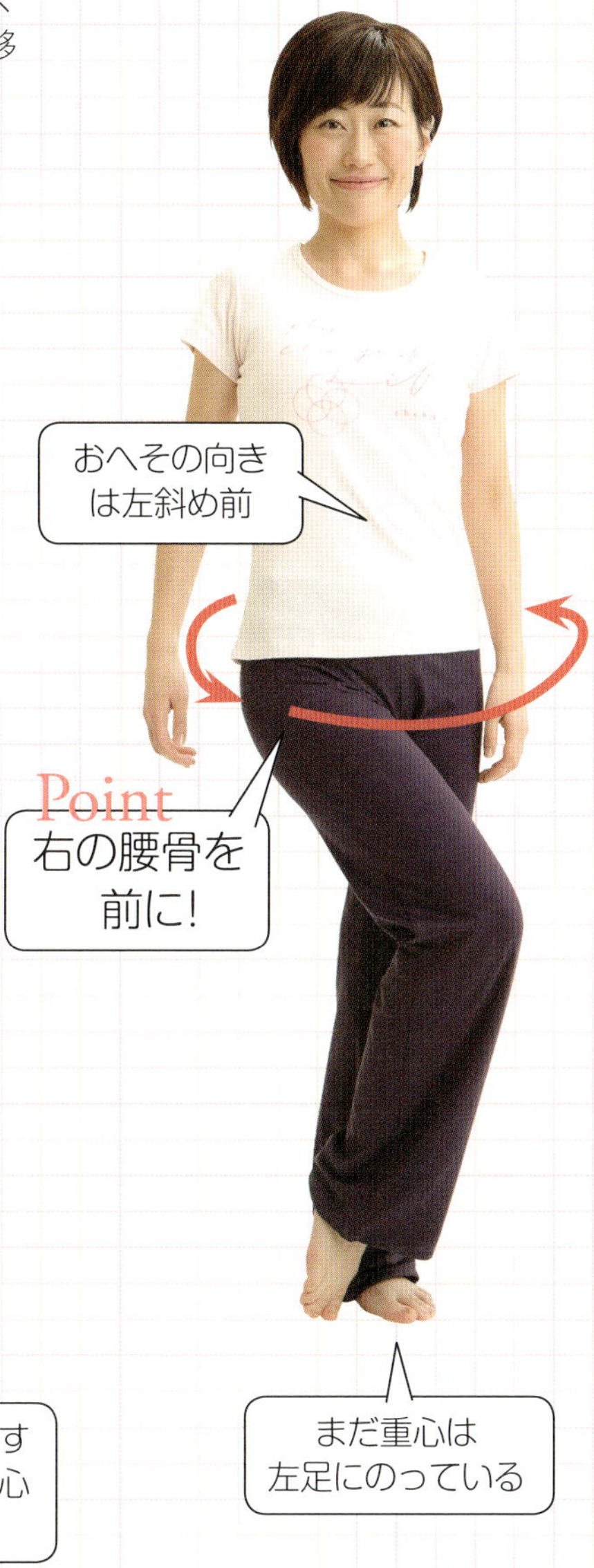
おへその向きは左斜め前
Point
右の腰骨を前に！
まだ重心は左足にのっている

2

1で前に出した腰骨に脚がついてくるイメージで右足を大きく1歩踏み出す。重心が右足へ移ったら、左側も同様に行なう

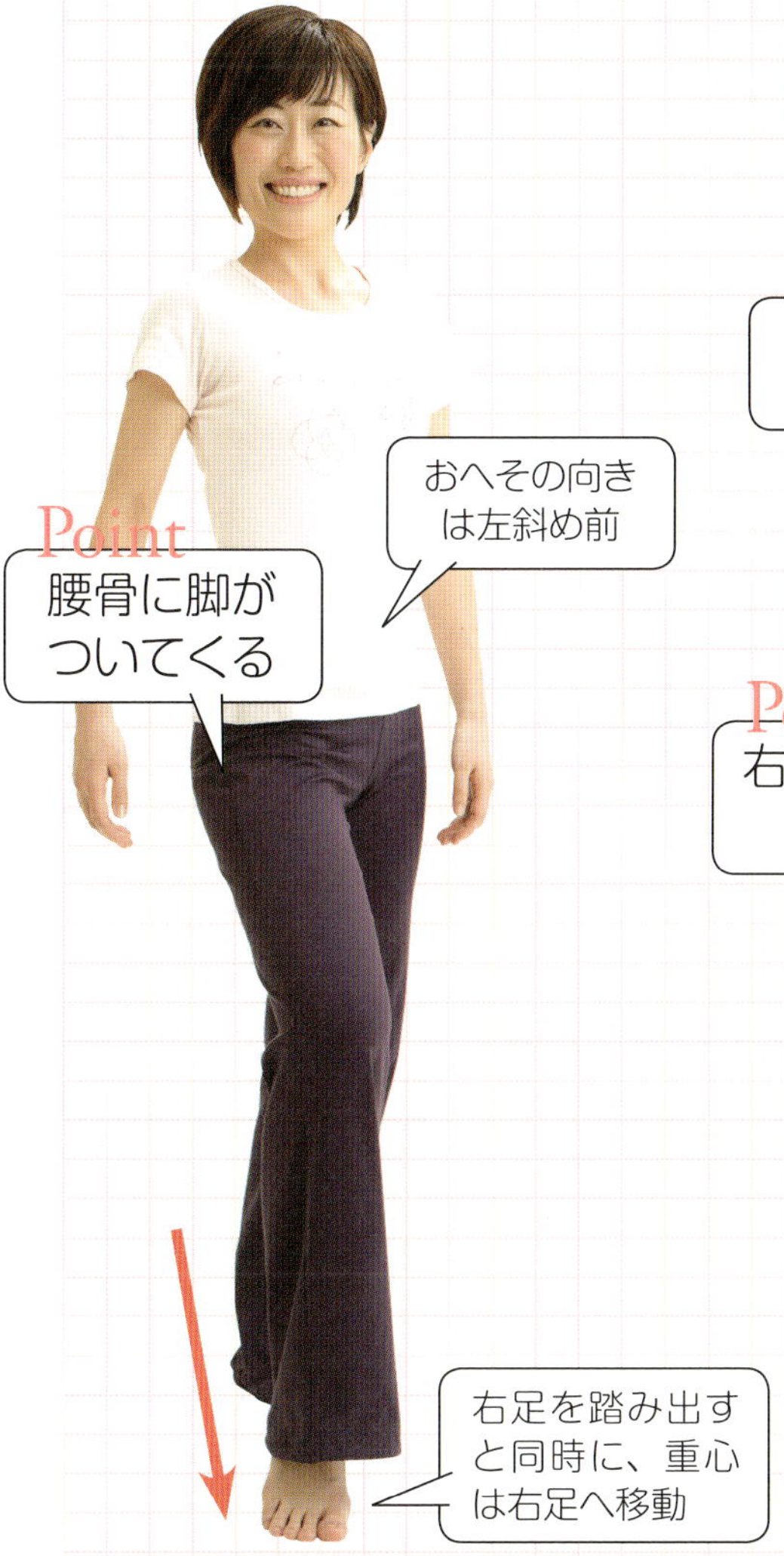
おへその向きは左斜め前
Point
腰骨に脚がついてくる
右足を踏み出すと同時に、重心は右足へ移動

目も筋トレで若さを保てる！

老眼・かすみ目解消エクササイズ

こんな症状に 疲れ目、老眼、頭痛

5回×1日2セット

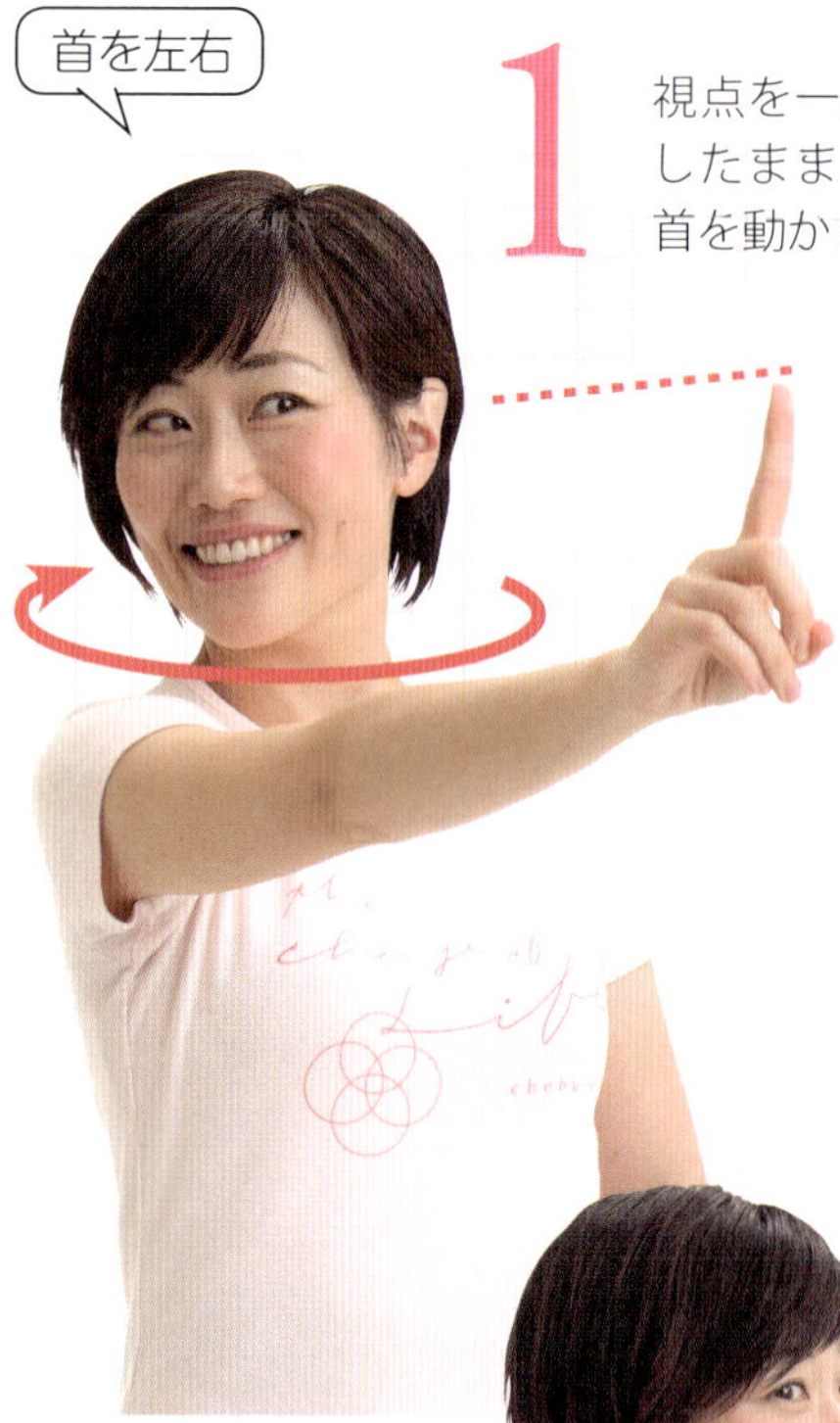

1 視点を一点に固定したまま、左右に首を動かす

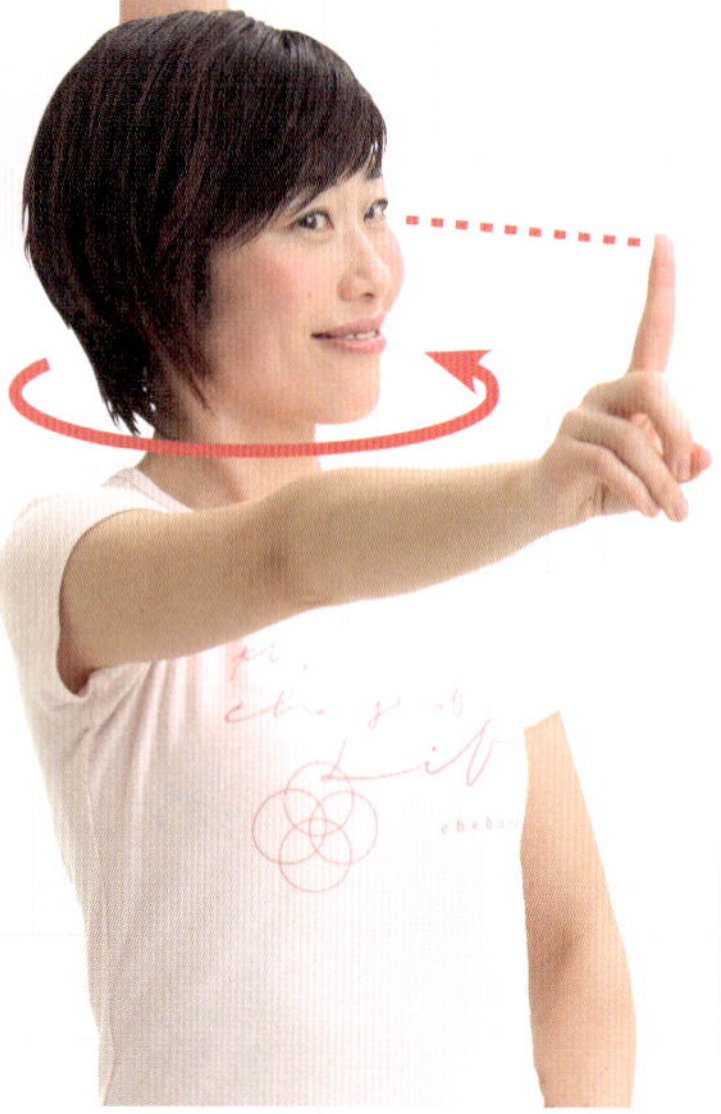

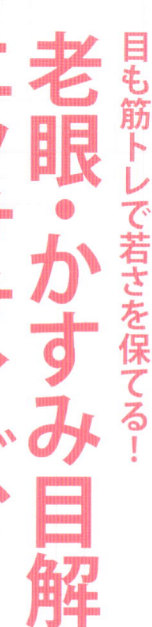

2 左右に5回繰り返す

「スーパーのチラシや新聞の文字が見えづらくなり、試しに遠ざけてみたら……あらっ、見えちゃいました」――そんな症状によく効きます。老眼は誰にでも起こることですが、目がかすんだり疲れた

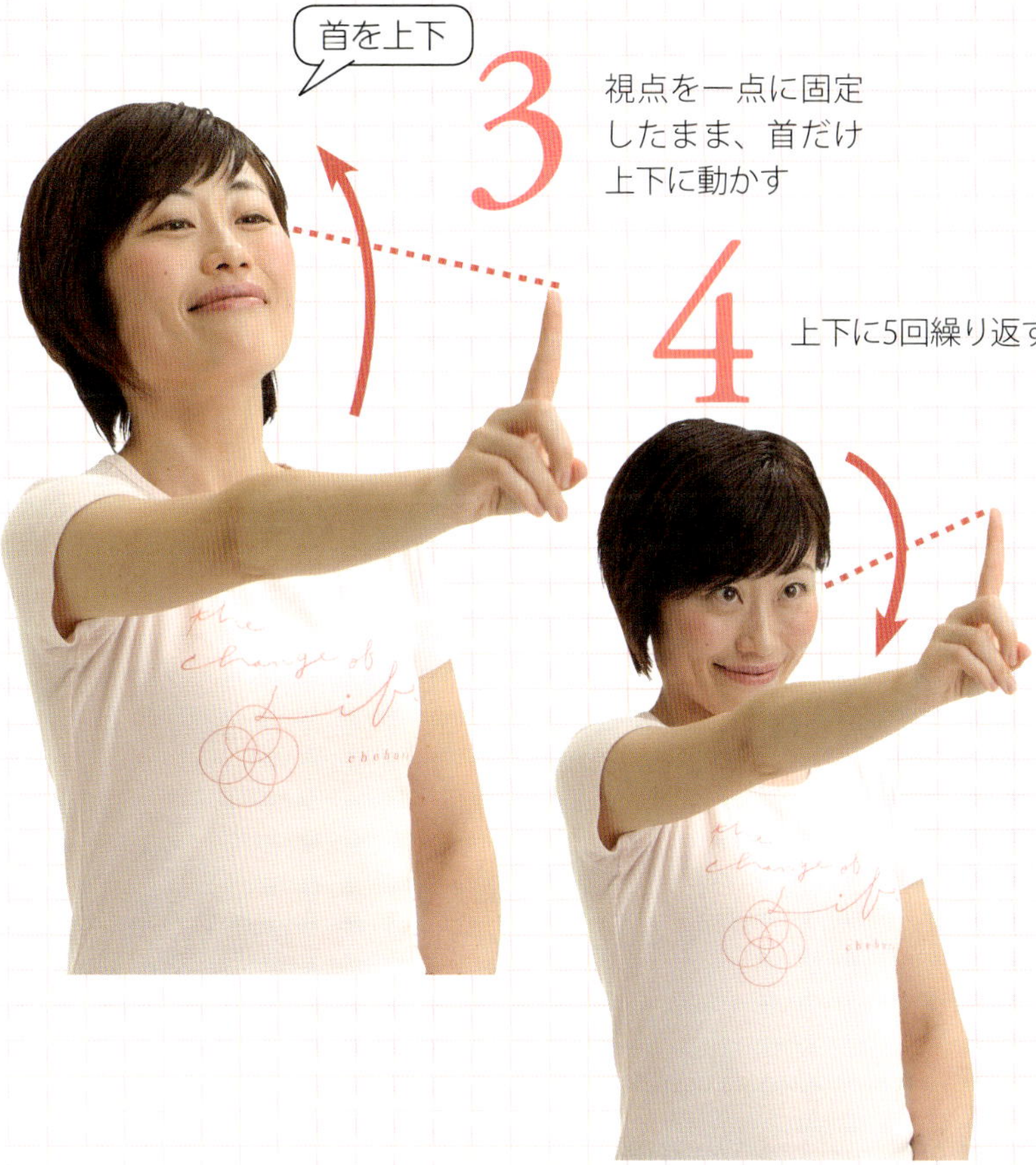

3 視点を一点に固定したまま、首だけ上下に動かす

4 上下に5回繰り返す

りしたときに、目の体操で筋肉の緊張をゆるめるとラクになります。ＰＣやスマホで目を酷使したあとは必須です。目の奥がジンジンしたり、ひどい疲れ目が解消されない場合は、早めに眼科医にご相談を。

視点を固定する

視点を固定して行なうので、めまいがある人でも無理なく実践できる。指だと近すぎてきついと感じたら、壁にかけたカレンダーの数字などに視点を定めて試してみて

PC作業などでしょぼつく目には血流を！

疲れ目解消マッサージ

こんな症状に

疲れ目・目のかすみ・老眼、頭痛、肩こり、集中力低下

3回 × 1日3セット

1 睛明《せいめい》のツボは、目が疲れると無意識に押しているところ。目を閉じ、目頭の左右のくぼみを両手の人差し指で鼻の方に向かってやさしく押す

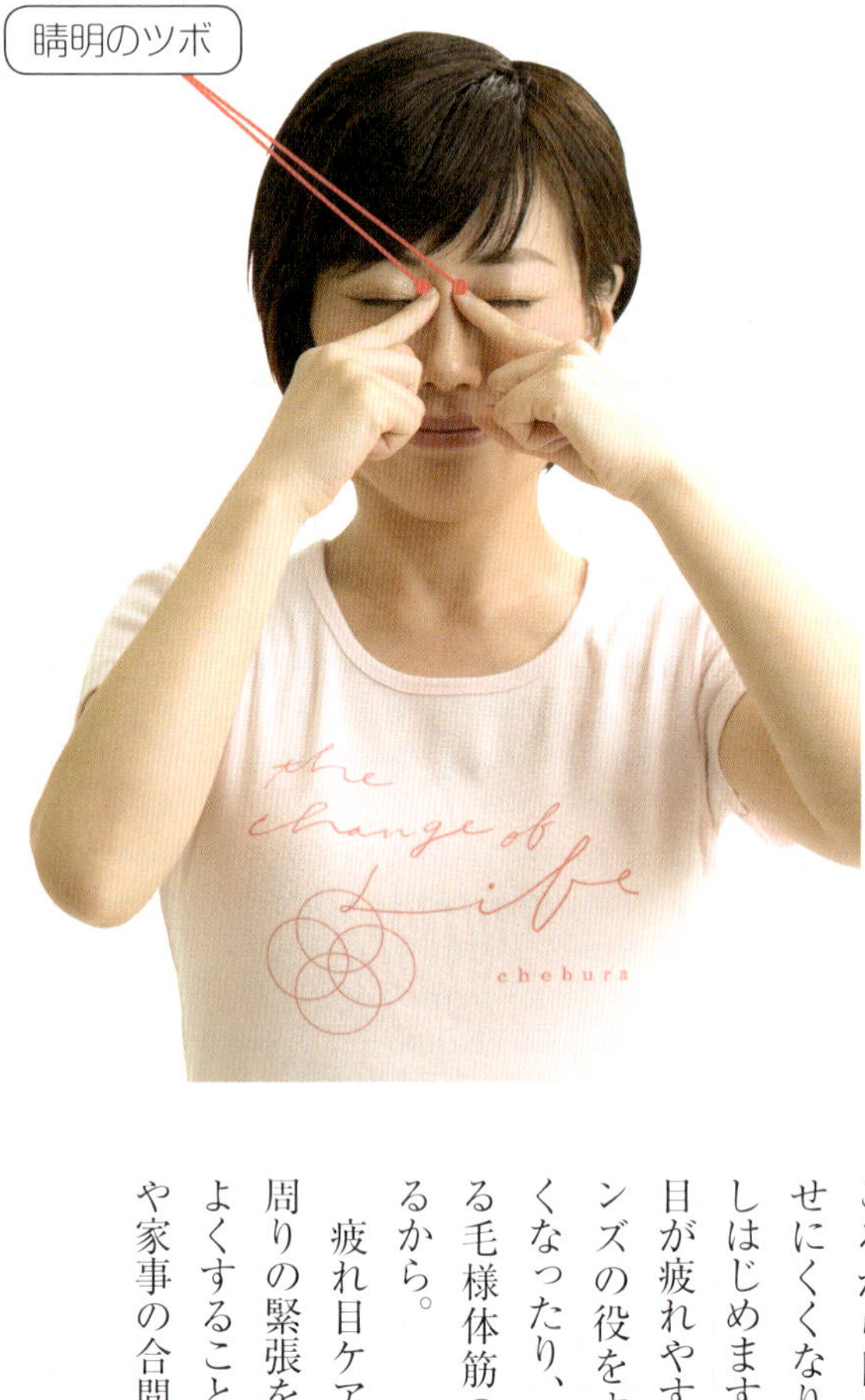

目疲れに効く有名な二つのツボをピンポイントで刺激します。押すだけで、目の奥にジンと響いていい気持ち。

多くの人は、40歳を過ぎるころから目のピントが合わせにくくなり「老眼」を自覚しはじめます。老眼が進むと目が疲れやすくなるのは、レンズの役をする水晶体が硬くなったり、ピントを合わせる毛様体筋の働きが低下するから。

疲れ目ケアの基本は、目の周りの緊張をゆるめ、血流をよくすること。デスクワークや家事の合間にも。

2

風池《ふうち》は髪の生え際のくぼみ部分にあるツボ。両手で側頭部を包み込むようにしてスタンバイ。親指でツボを押さえ、斜め上を向いて頭蓋骨を持ち上げるように5秒間ゆっくり押す

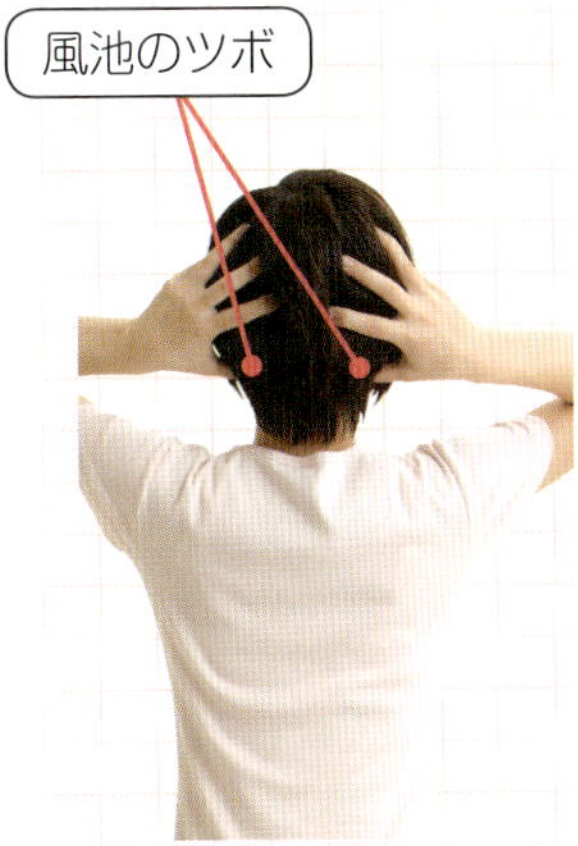

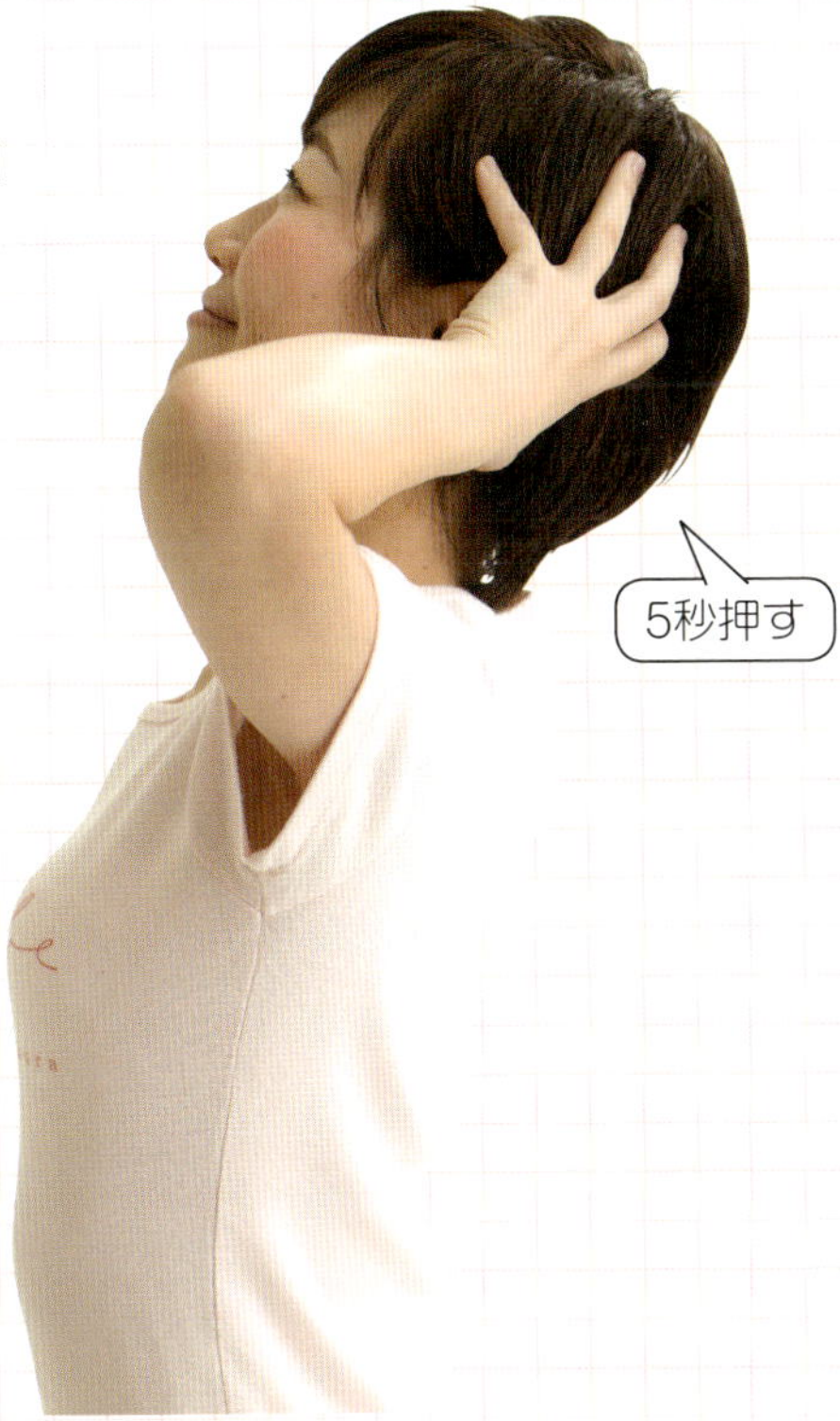

睛明と風池のツボ

目疲れに効く2つのツボの位置を正確にチェック。「睛明」は左右の目頭のくぼんだところ。「風池」は、後頭部の髪の生え際の中央にあるへこみ（ぼんのくぼ）の下端と耳の後ろにある硬い骨のでっぱりの下端を結んだラインの中間にある

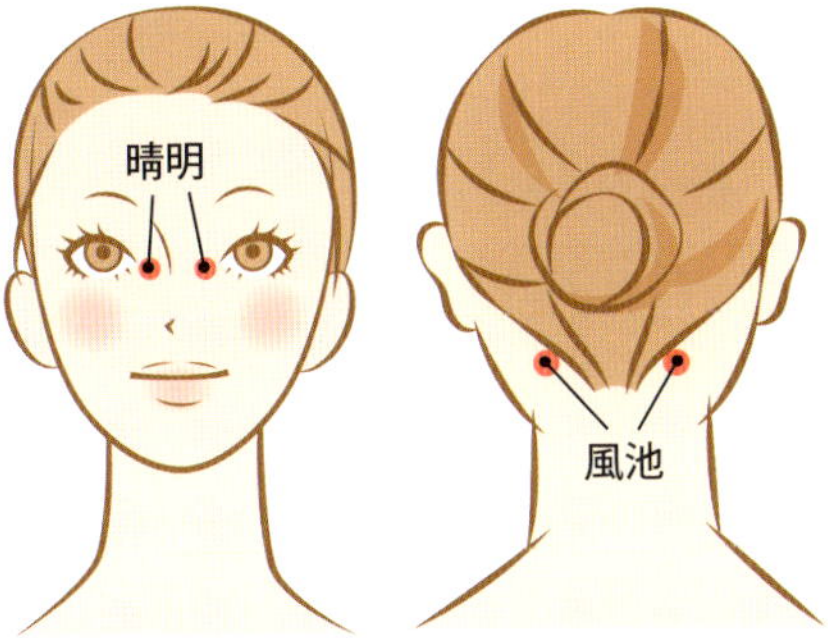

「食べても太らない」体に変身!

代謝アップ・ヒップウォーク

こんな症状に

太りやすい、疲れやすい、つまずきやすい、便秘、運動不足

前後の動きを4回（4往復）×1日1セット

1

床に脚を伸ばして座る。脇腹の筋肉を使って、おしりを片方ずつ上げ下げし、「その場おしり踏み」でスタンバイ。脚を伸ばすのがつらい人は軽くひざを曲げてもOK

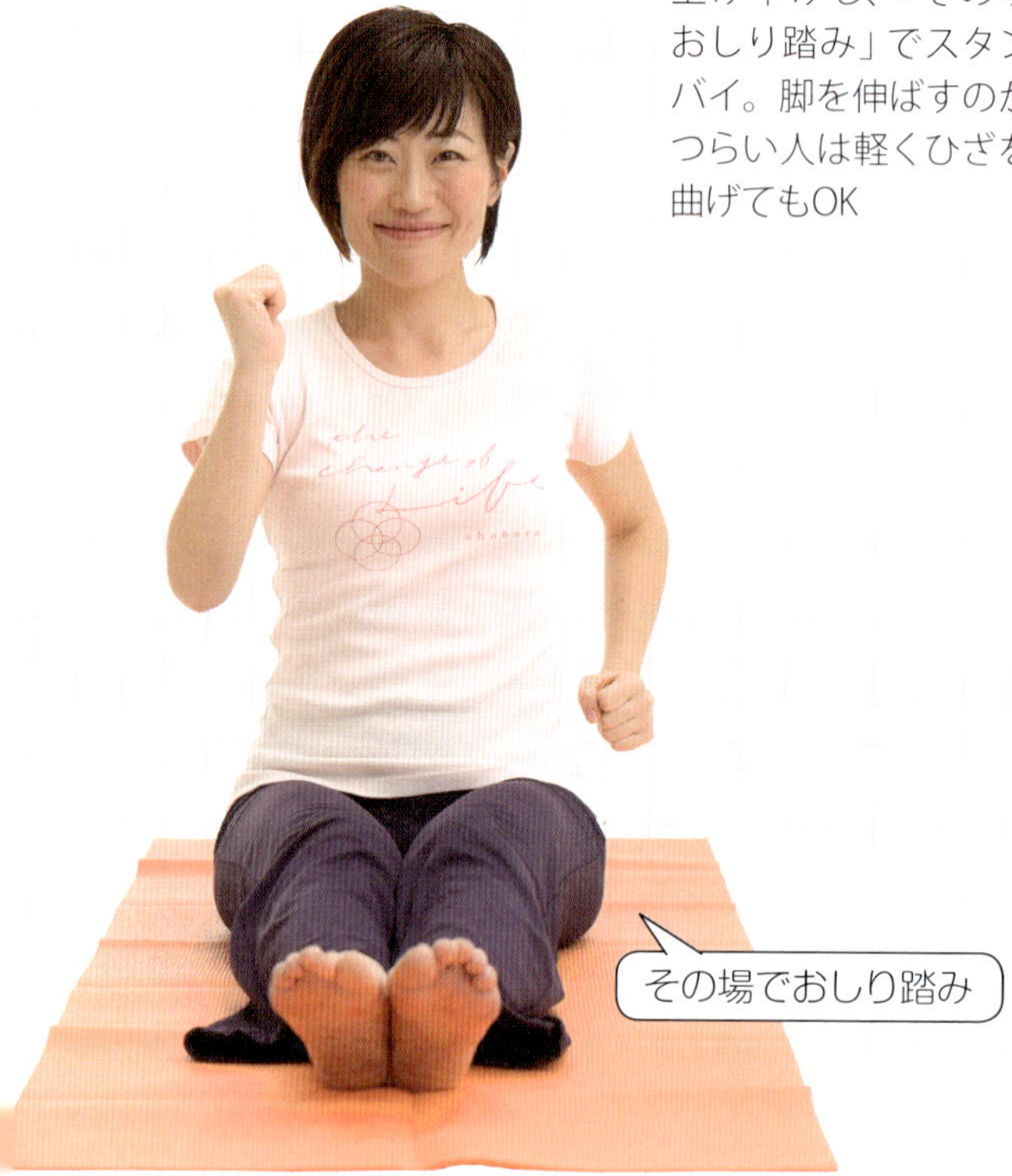

脂肪がつきやすくなったら、「おしり歩き（ヒップウォーク）」に挑戦。この体操で鍛えられるのは、歩く、走る、階段を上る、立つ・座るなど、足を上げる動作を支える筋肉。太ももを上げる力がつくので日常の動作もラクになり、つまずきにくくなります。テレビのリモコンを取りにいくついでなど、室内でのちょっとした移動にも。

坐骨が床に当たって痛ければ、マットや布団の上でチャレンジ。好きなBGMに合わせるとテンポよく動けます。3往復もするとキツくなり、効き目を実感!

2 おしり歩きで８歩前に進む。おしりを片方ずつ浮かせるようにし、骨盤を動かしていく

3 おしり歩きで８歩後ろに下がって、元の位置に戻る。「一歩」ならぬ「一尻」を大きくするのが効かせるコツ。上半身が横にブレないように

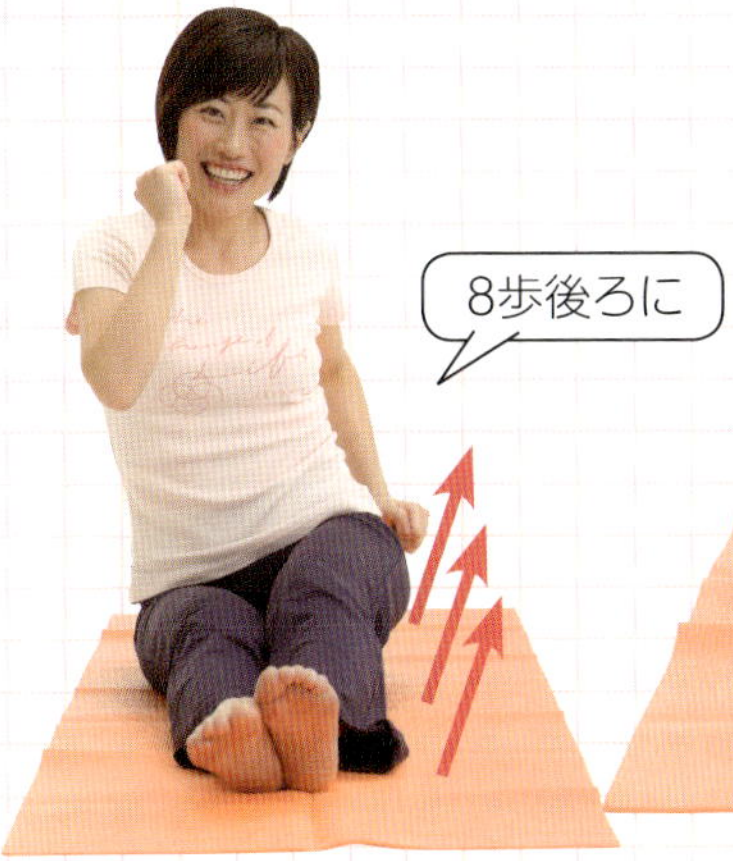

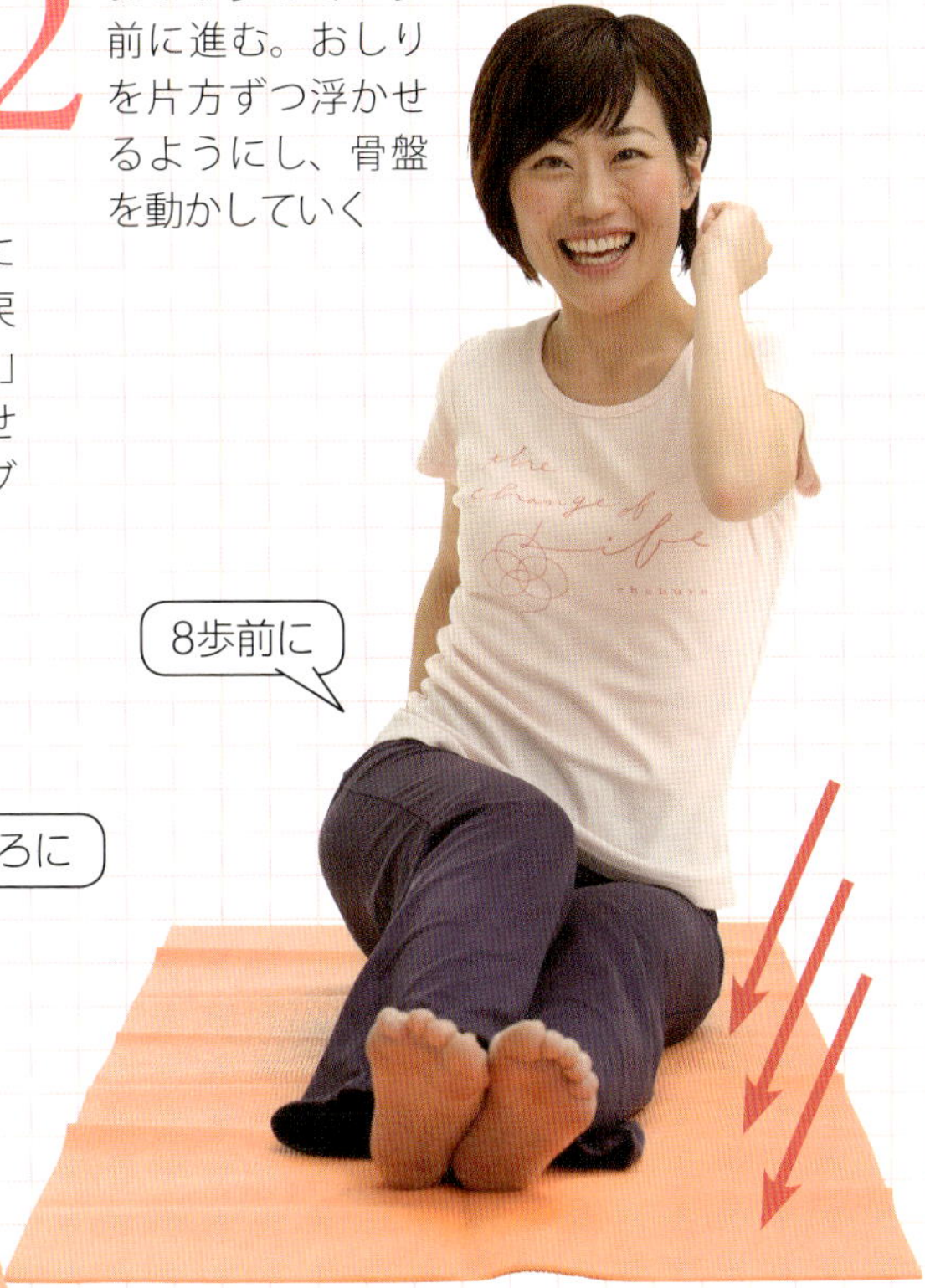

腸腰筋

「腸腰筋《ちょうようきん》」は骨盤の深部にある重要なインナーマッスル。上半身と下半身のつなぎ役で体を安定させる働きがあり、ももの内側から股関節・骨盤・背骨（腰椎《ようつい》）までつながっている

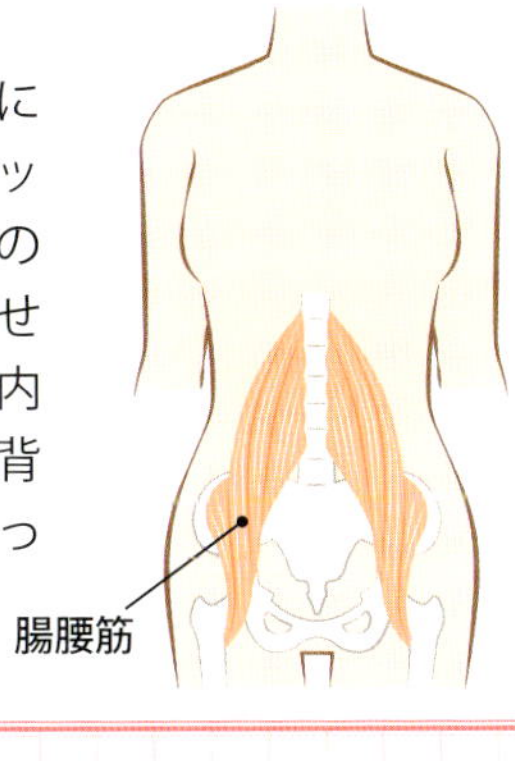

ポッコリおなかを一瞬で引っ込める秘策
やせる座り方

こんな症状に

太りやすい、便秘、肩こり、腰痛、ねこ背

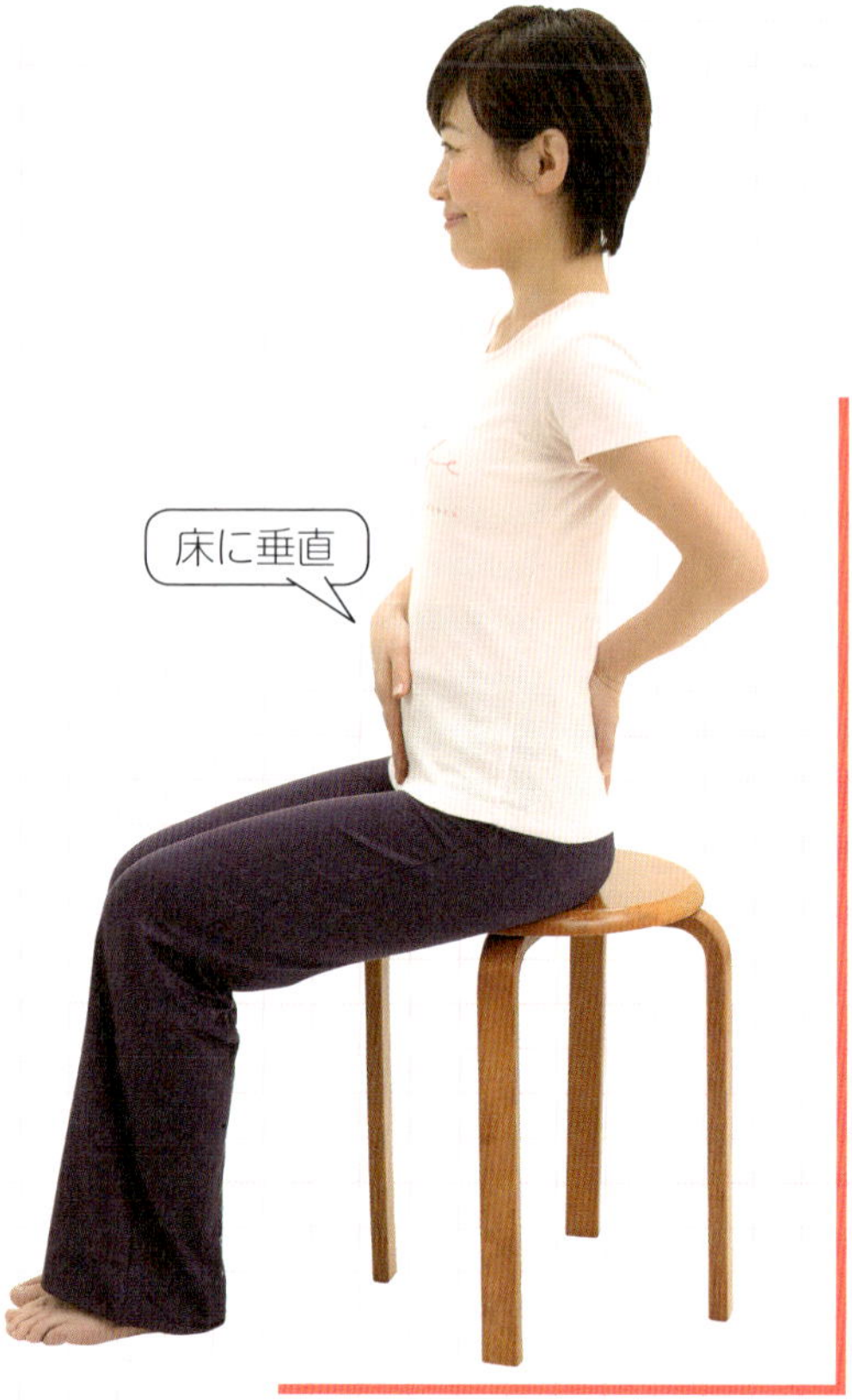

1 恥骨からおへそが床に対して垂直になるように骨盤を起こす。こうすると恥骨からみぞおちまでの距離が長くなり、脂肪も内臓もあるべき位置に収まって、見た目スッキリ。この姿勢をキープするだけで腹筋・背筋が鍛えられて代謝も上がり、一石二鳥。やせやすい体に変化

体型で気になる部位のトップは「おなか周り」。中年を過ぎると代謝が落ちやすく、おなか周りは骨がないぶん脂肪がつきやすいのです。でも慌ててダイエットしなくても大丈夫。骨盤と筋肉の使い方で体型はコントロールできます。

ちぇぶらポイント

こんな姿勢で座っていませんか？ 自分の体型にハッと気づいたら、さっそくスッキリ「やせる座り方」にチェンジ！

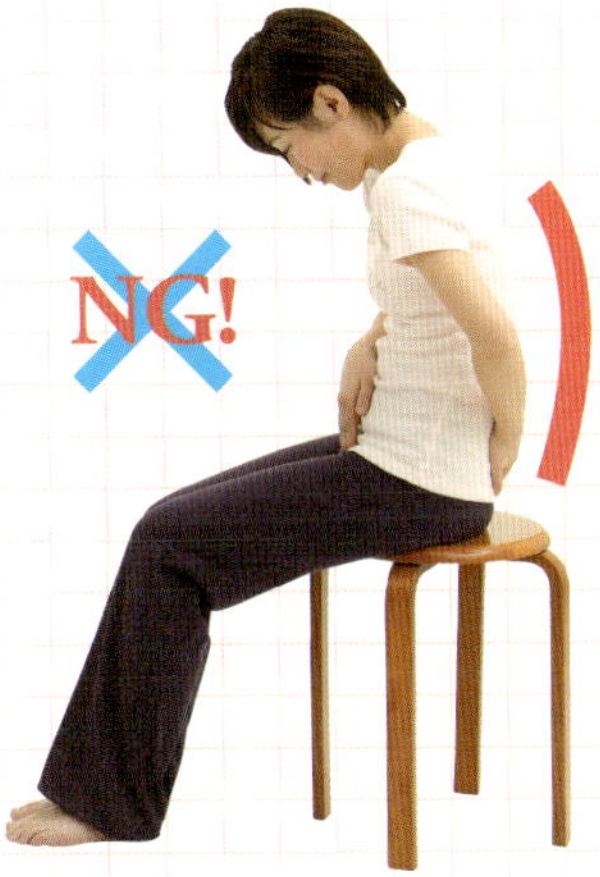

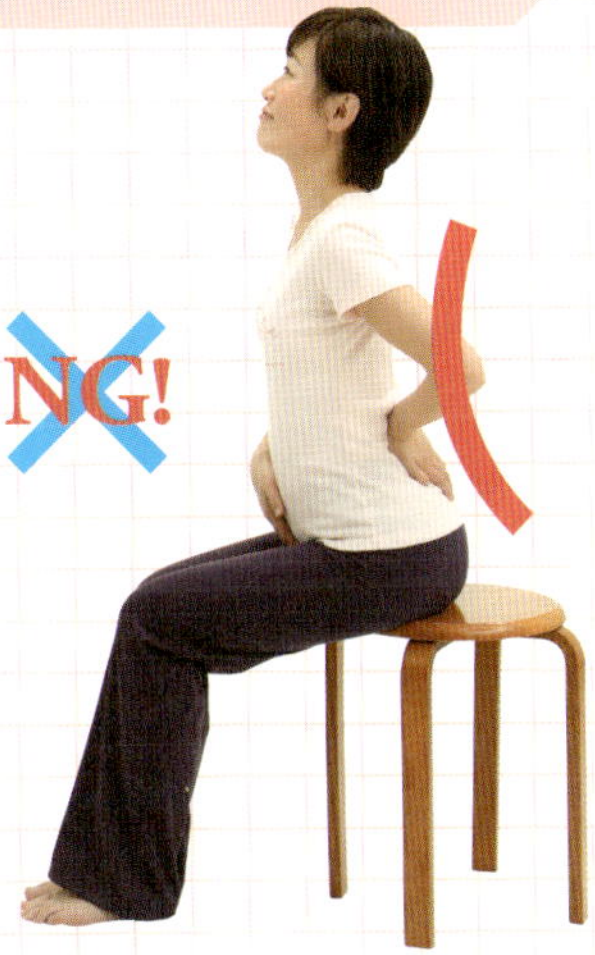

ぷよぷよおなかタイプ

骨盤が後ろに倒れてねこ背に。恥骨からみぞおちまでの距離が短くなると、脂肪が収まるスペースが狭くなり、前にはみ出て三段腹に。内臓が圧迫されて胃腸にも負担がかかる

ポッコリおなかタイプ

骨盤が前に倒れて反り腰になると、おなかがポッコリ。長期にわたってやっていると腰痛になりやすい。75ページの骨盤チェックで、立ち位置が前に進んだ人はこのタイプ

腹直筋

骨盤を起こすときに使うのは腹筋と背筋。おへそをグイッと引き上げると、おなかの前面をおおっている「腹直筋」が引き伸ばされ、おへそ出しファッションにも自信が持てます。筋肉を使って体を立体的に見せることが大事

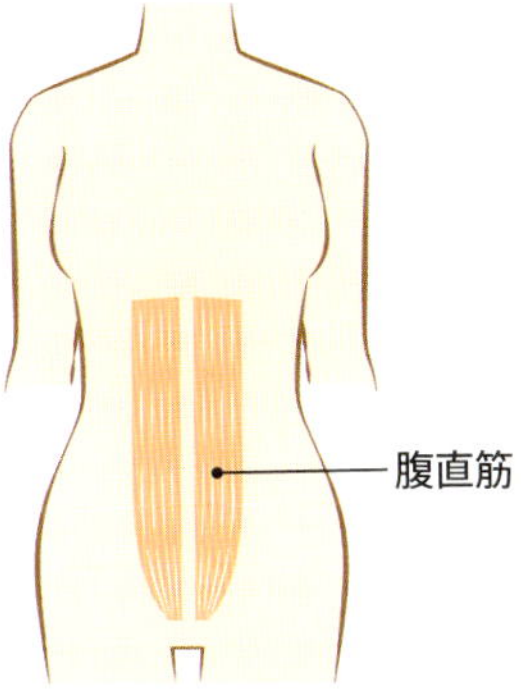

手足が冷えて心もひんやりしてきたら

ペアで女性ホルモンケア

こんな症状に

冷え、むくみ、血行不良、気持ちの抑うつ、活力低下

左右の脚をそれぞれ2往復

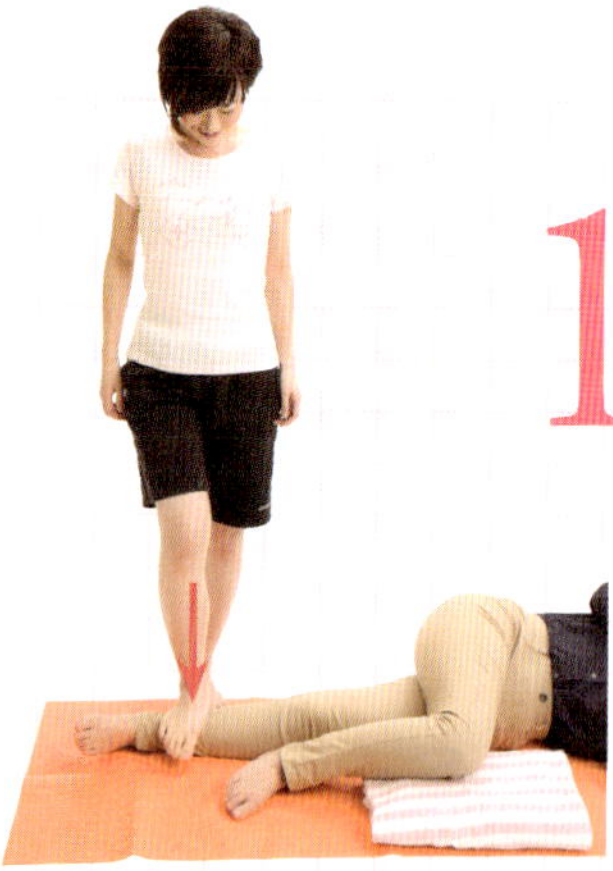

1

一人が寝転び、横向きになる。おしり（骨盤）は床に対して垂直に。下の脚を伸ばし、上の脚はひざを曲げて前に出す。腰が痛い人は、ひざの下にクッションを入れて

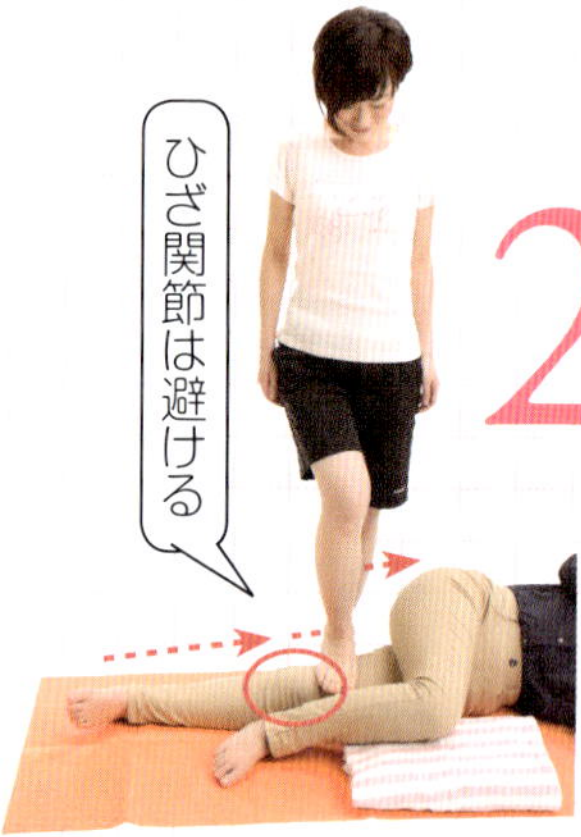

2

ペアの人は、足首、ふくらはぎ、太ももの順に足裏で真上から踏むようにして圧をかけていく。手を使ってもOK。ふくらはぎはやさしく、ももの内側から上は少し強めにして大丈夫

脚の内側は子宮や卵巣など婦人科系に効くツボの宝庫。ペアで互いの脚の内側をマッサージすると、ツボの位置を気にせずまんべんなく刺激できます。子宮や卵巣は冷えに弱い臓器で、血流がよくなると活性化。押すほうの人は気の巡りがよくなり、双方が気持ちよさを味わえます。男性ホルモンケアとしても効果があります。

三陰交と血海のツボ

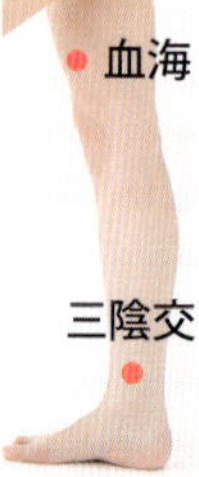

くるぶしの少し上にある「三陰交《さんいんこう》（別名・女性ホルモンのツボ）」と、ひざのお皿のちょっと上にある「血海《けっかい》」は、婦人科系のトラブル改善スポット。婦人科系が弱っている人、冷え性や血流が悪い人は、軽く押すだけでも痛いと感じる

冷えもむくみも解消！

セルフ女性ホルモンケア

こんな症状に効く 冷え、むくみ、血行不良

左右2往復ずつ × 1日1セット

次は、前項と同じ婦人科系のツボを自分の手でケア。ツボだけを押すのではなく、脚の内側全体を刺激します。すると、直後から脚の太さが変わったり、むくみが取れて靴がブカブカになるという変化も。血液循環がよくなるので、月経痛やさまざまな更年期症状が緩和されます。寝る前に行なうのがおすすめ。

1 床に座り、片方の脚を立てる。手をグーにして、指の第２関節部分で脚の内側を、足首から太ももにかけてクルクル円を描くようにやさしく刺激する

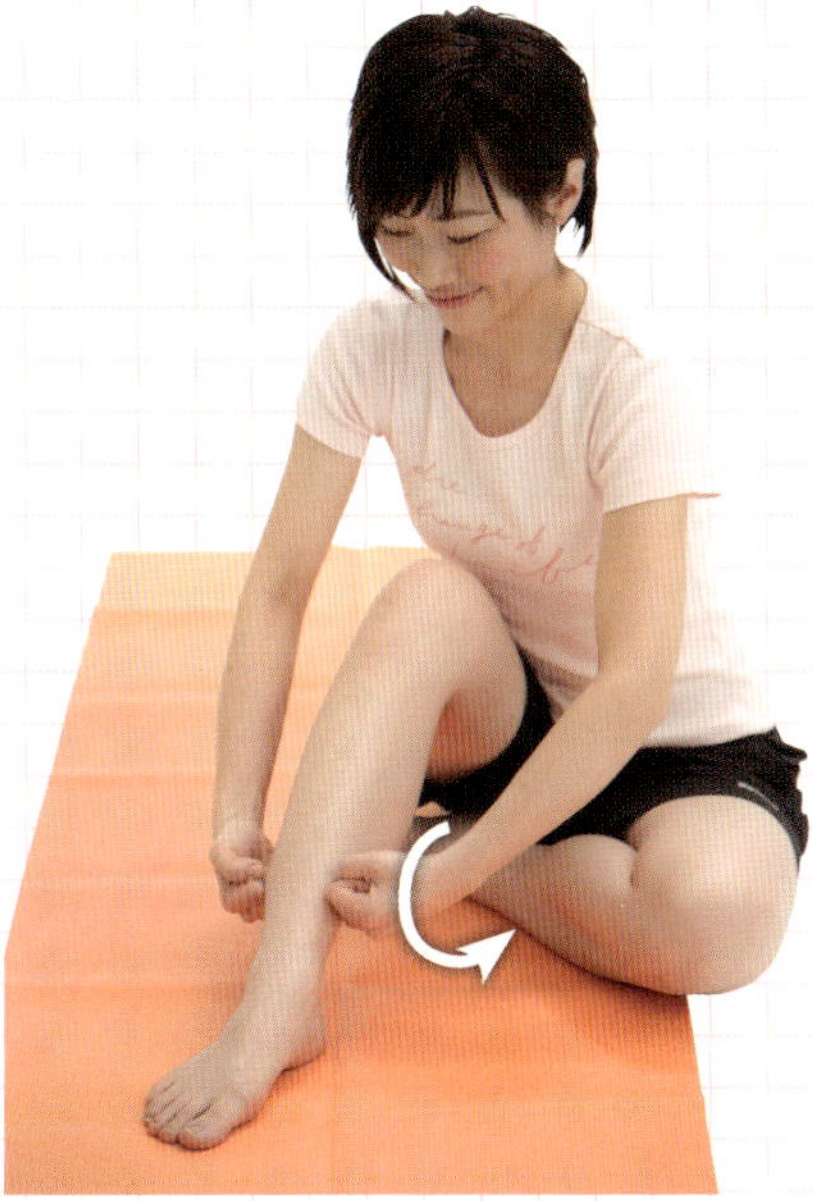

2 もものつけ根まで刺激したら、もう１度足首から同じように行なう。2往復もするとスッキリ。両方の脚を同じようにマッサージ

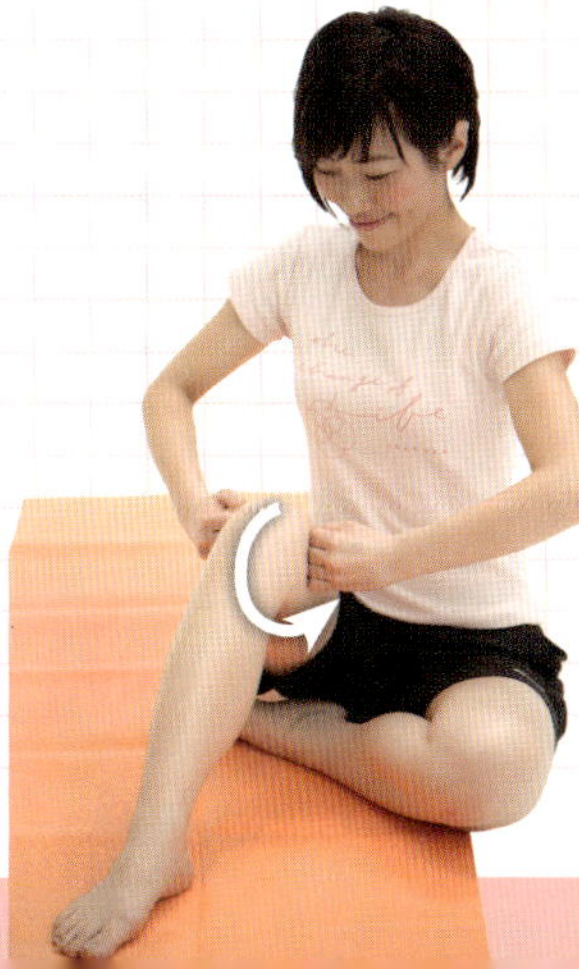

睡眠不足や慢性疲労に

ぐっすり快眠！寝たまま呼吸

こんな症状に　不眠、慢性疲労、緊張、不安、脚がつる

5回×1日1セット

1　仰向けに寝て両ひざを立てる。脚は肩幅に広げ、脱力

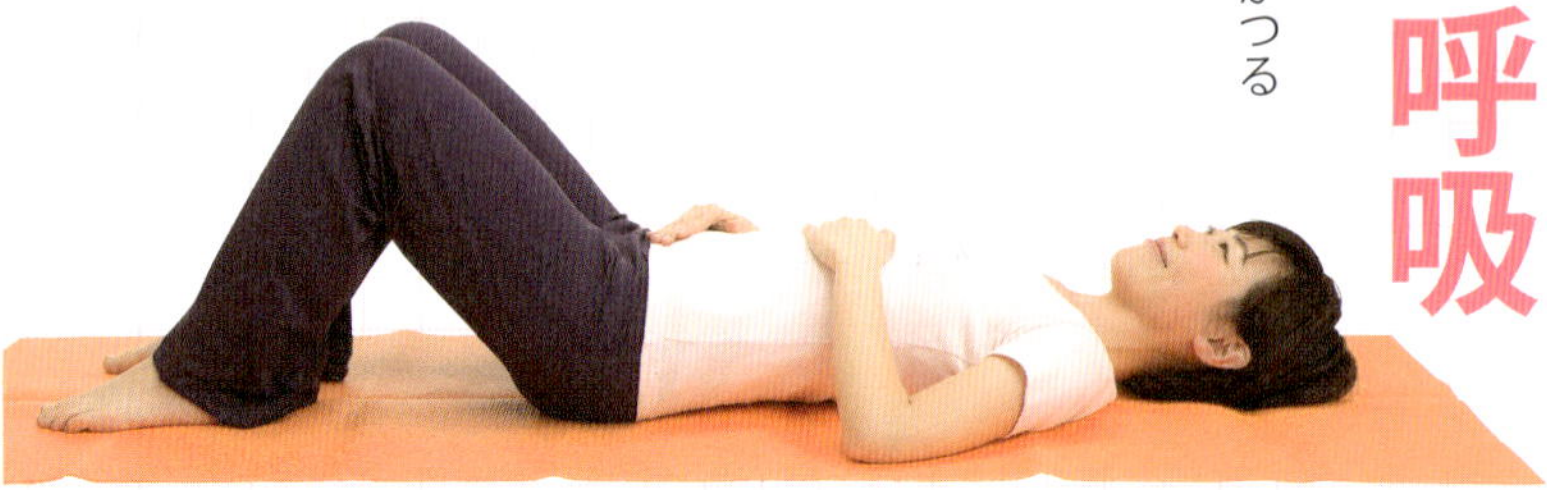

2　鼻から８秒かけてゆっくり息を吸いながらおなかをふくらませ、あごは上に突き出す。同時に、骨盤を脚のほうに傾けて腰の下にアーチをつくる

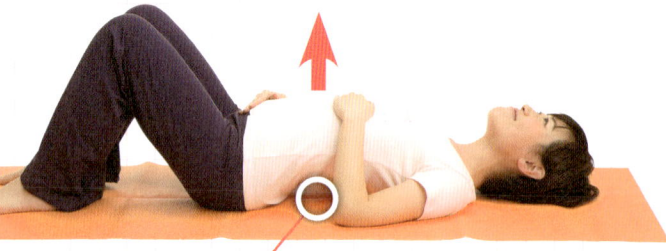

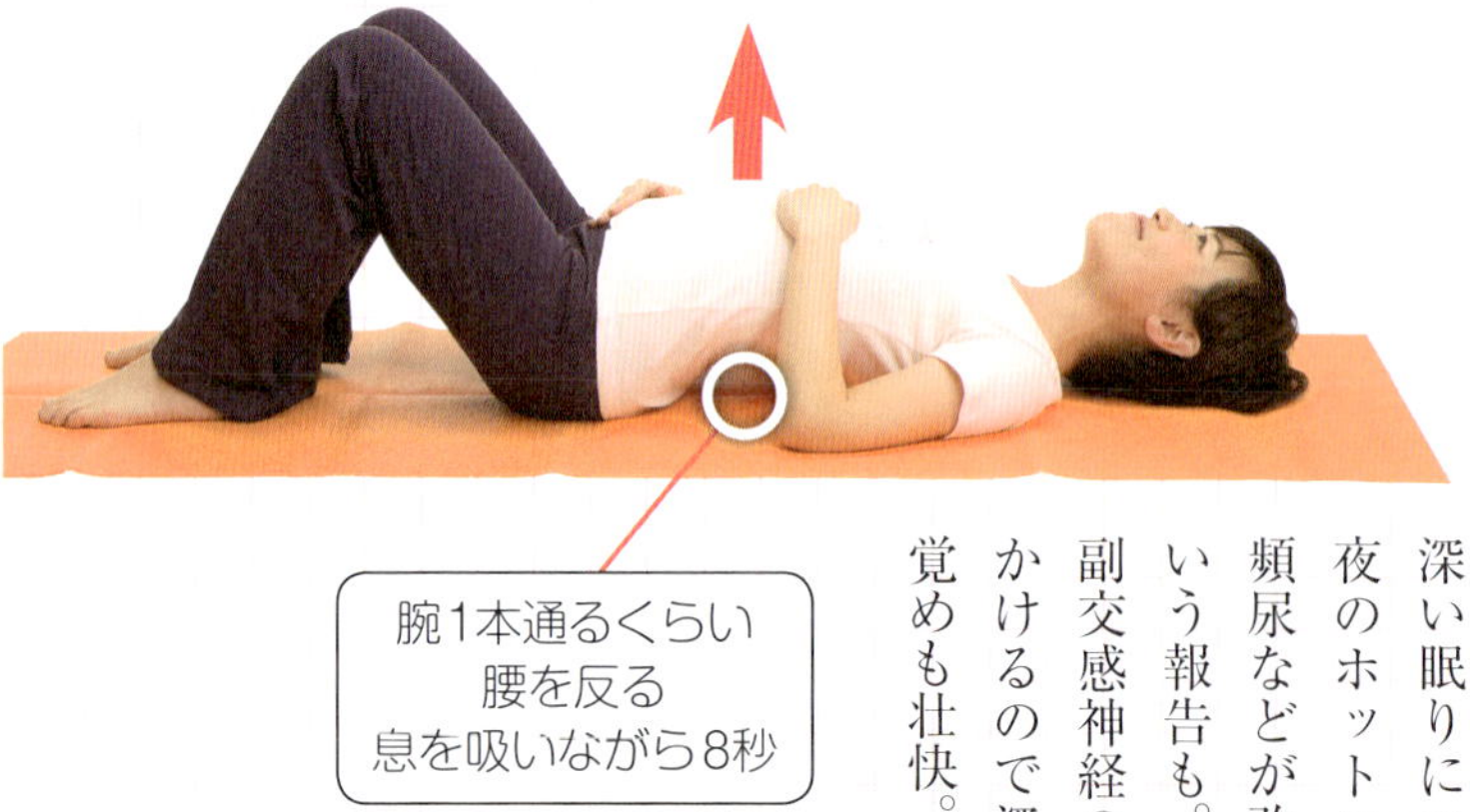

「自律神経を整える呼吸法」の応用で、仰向けで行ないます。寝る前に布団の上で行なうと、スッと深い眠りにつけます。深夜のホットフラッシュや頻尿などが改善されたという報告も。２カ所ある副交感神経の要所に働きかけるので深く眠れ、目覚めも壮快。

3

8秒間かけて息を「はあ～」と吐きながら、おなかを凹ませる。骨盤はおなか側に傾けて、腰を床にピタッと押しつけるように。あごは二重あごになるように引き、首の後ろをストレッチ

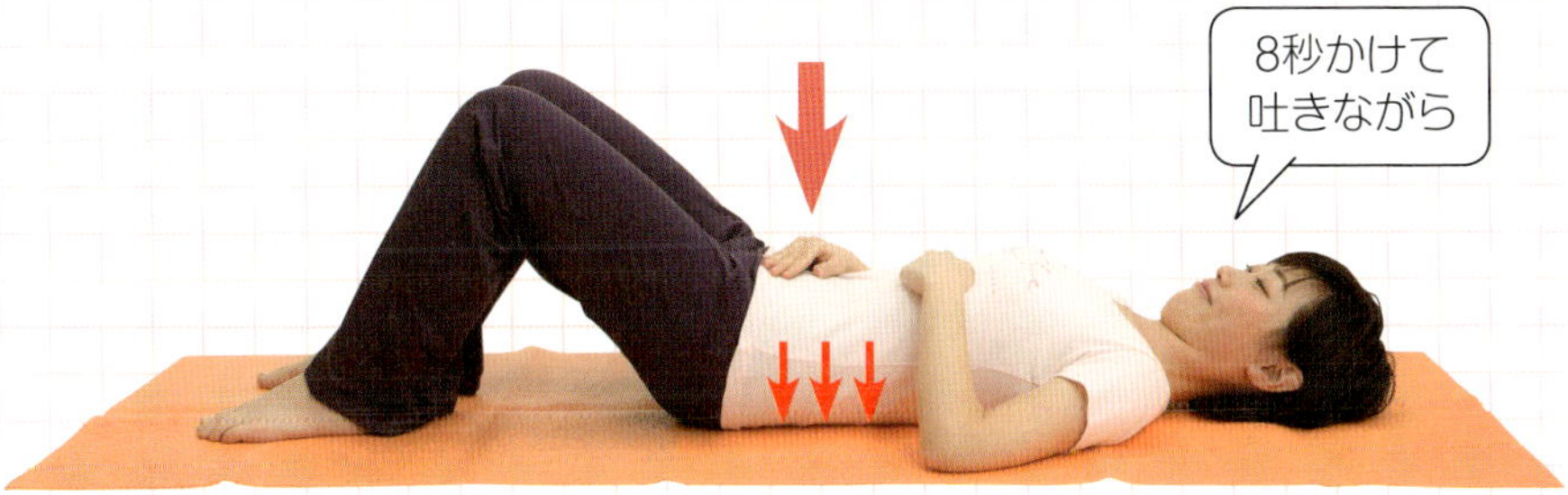
8秒かけて
吐きながら

背中を浮かせない

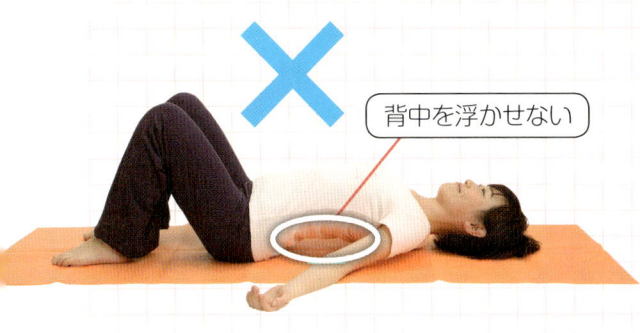

ちぇぶらポイント

肩甲骨が床から浮かないように注意。背中まで浮かせると交感神経が刺激されてしまう

首のつけ根とおしり

背骨を通っている副交感神経の上と下の端っこ2カ所を同時に動かすのがコツ。上の先端は69ページの「ちぇぶら体操」でもご紹介した「首のつけ根」あたりで、下の先端は背骨の一番下の「仙骨《せんこつ》（骨盤の一部）」のあたり。この2カ所をダブルで刺激するので、深いリラックス感が得られる

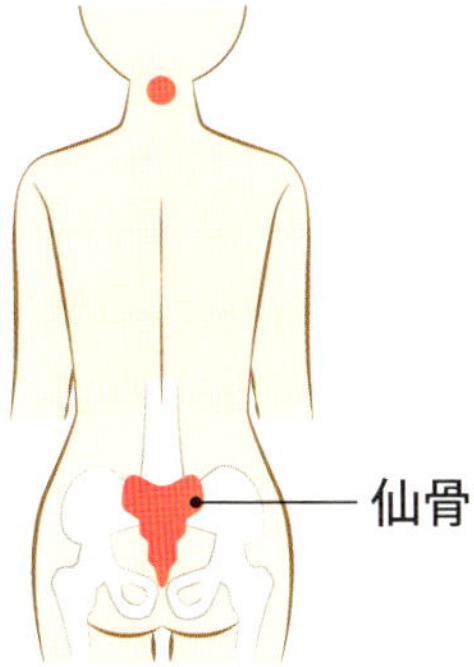
仙骨

心がウッウツ・クヨクヨするときに

ポジティブ！呼吸筋ストレッチ

こんな症状に　緊張、不安、ストレス、呼吸が浅い、肩こり

1回×1日1セット

1 仰向けになり、左ひざを立て、右腕を頭の上に伸ばす

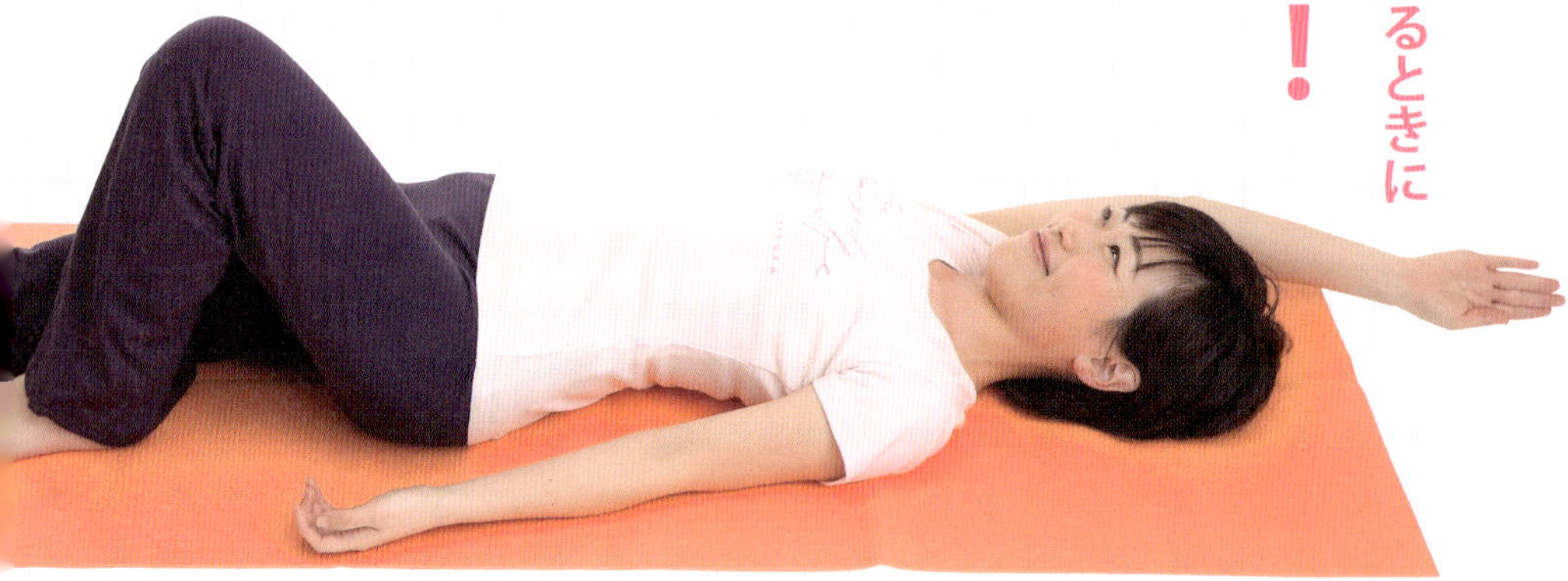

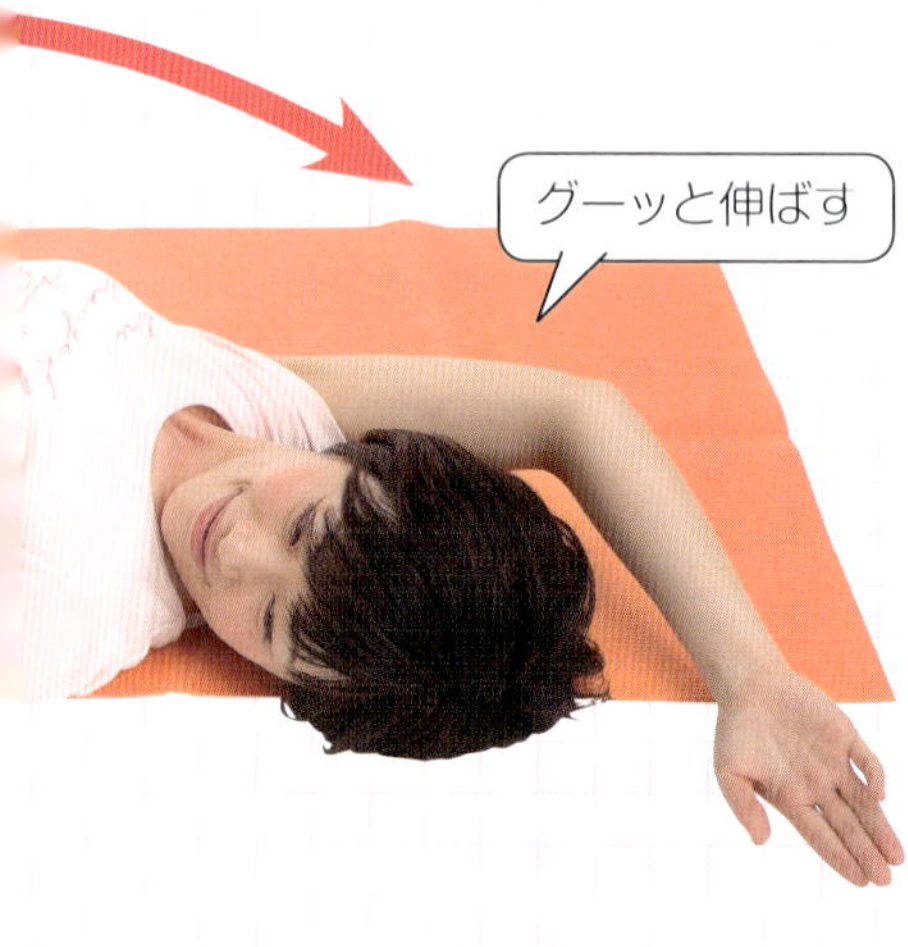

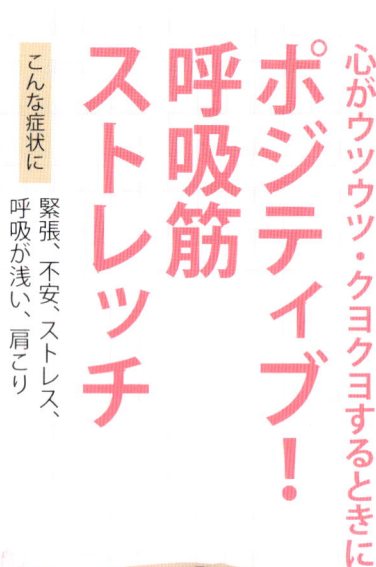

ストレスがたまると体が縮まり、呼吸は浅くなります。深く呼吸するには、息を吸うときに使う「呼吸筋」を鍛えることが大事。脇腹を伸ばしながら深呼吸をすると、呼吸の質が上がり、脳にも酸素が巡って、もやもやした感情もキレイにお掃除できます。体を開いて心も開く作戦です。おやすみ前のメンテナンスに最適。

呼吸筋(肋間筋)

肋骨《ろっこつ》や脇腹の筋肉はストレスを感じるだけで縮み、浅い呼吸になりがちです。呼吸力を高める秘訣は、肋骨の間にある「肋間筋《ろっかんきん》」をよく伸ばすこと。ほかにも、腋の下を伸ばすことでリンパの流れがよくなる、肩関節の可動域が広がって、四十肩・五十肩の予防・解消など、おまけの効果もいろいろ

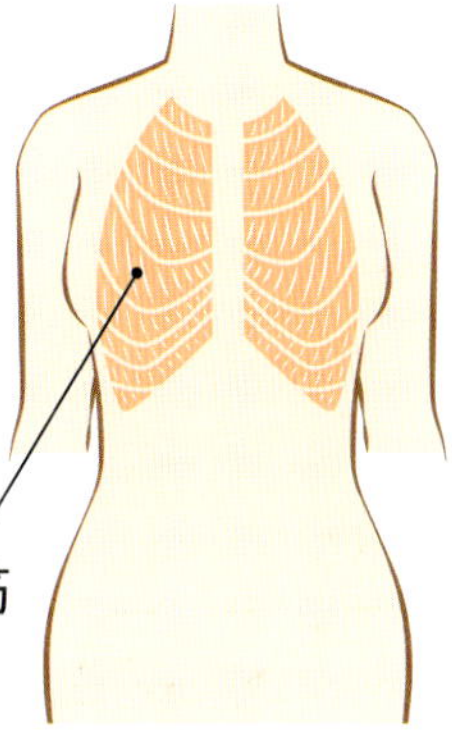

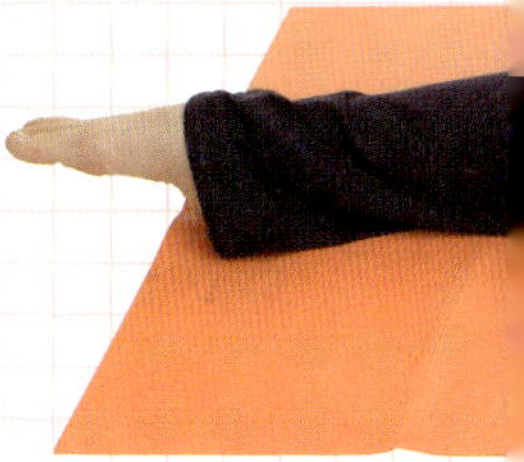

2

左腕と左脚を近づけるよう、体の右側をグーッと伸ばして10秒キープ。両方のおしりは床につけたまま体を三日月形にする。反対側も同様に

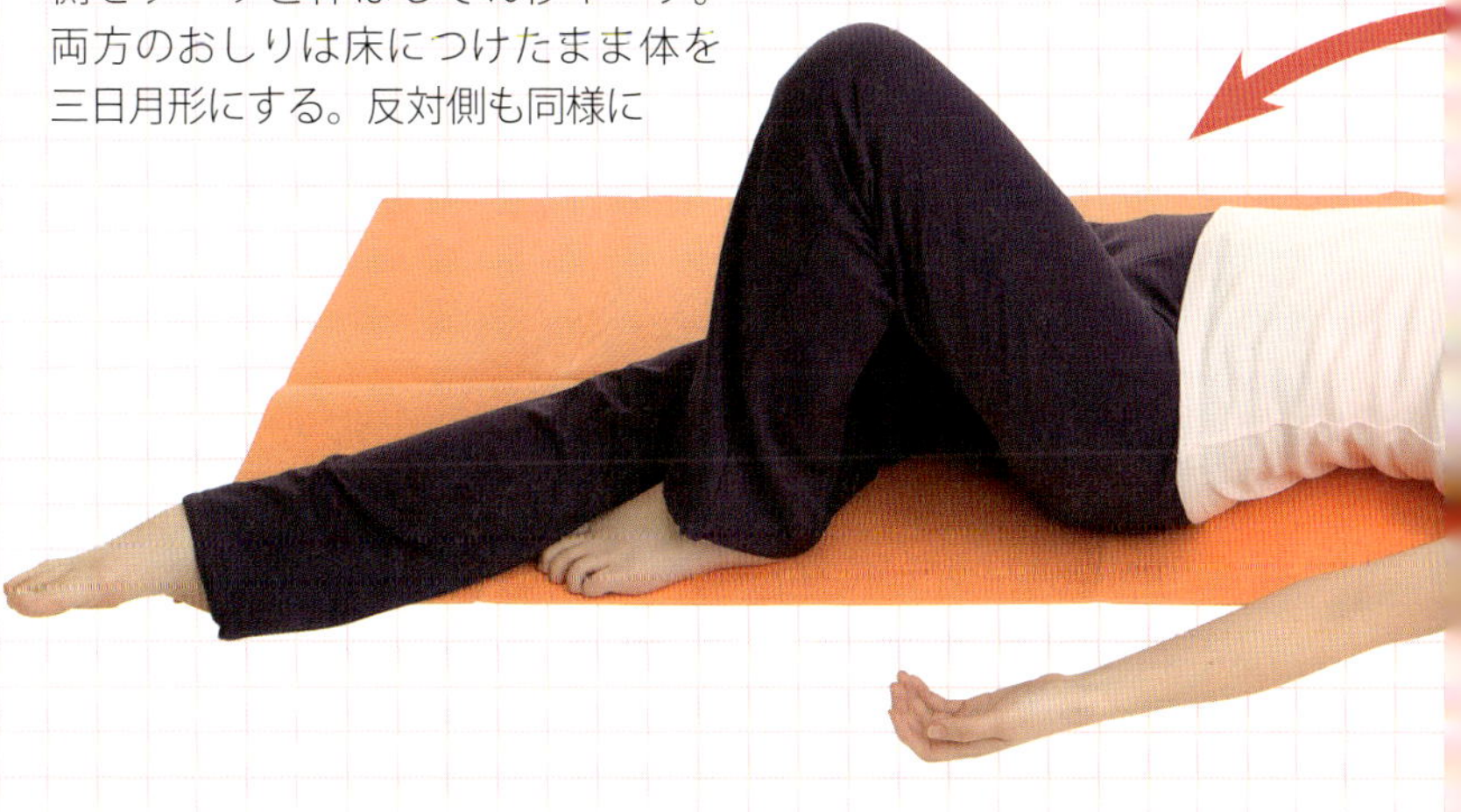

心も体もガチガチなときに

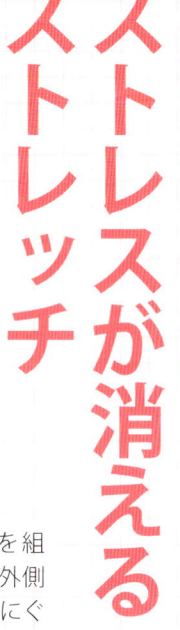

ストレスが消えるストレッチ

こんな症状に

緊張、不安、ストレス、肩こり

1回 × 1日5セット

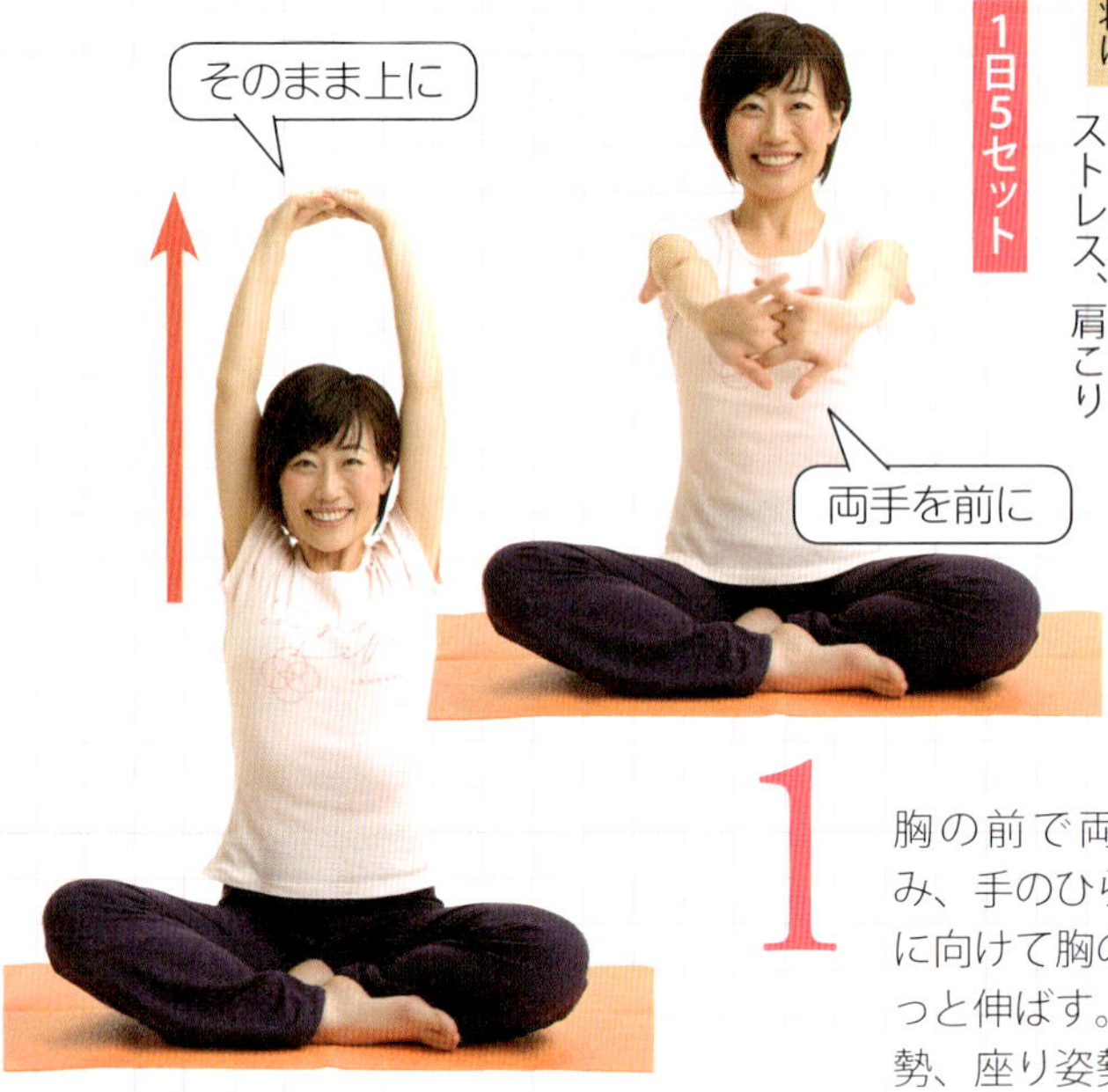

1 胸の前で両手を組み、手のひらを外側に向けて胸の前にぐっと伸ばす。立ち姿勢、座り姿勢、どちらでもOK

2 そのまま腕を真上に伸ばして5秒間キープ

「ちょっと体が硬くなってきた」と感じたら、手軽にできる「伸び」がおすすめ。「ウーン」と体を伸ばしてからゆるめると、圧迫されていた血管が解放され、血流がアップ。心の流れもよくなり前向きになれます。更年期に増える、手足の冷えやしびれも改善。デスクワーク中でも頼りになるセルフケアです。

プチ加圧

手のひらを真上にしてゆっくり伸びをすると、瞬間的に「プチ加圧」状態に。軽く血流をせきとめると、脱力したとき血液が勢いよく流れて、こりもストレスもスッキリ

元気一発！

やる気ポーズ！

こんな症状に効く

やる気が出ない、自信がない、ストレス、抑うつ

1日何回でも

1 足を肩幅の1.5倍に開いて仁王立ちになる

2 斜め上を向き、右腕を突き上げて歯が20本見えるくらい大きく笑う

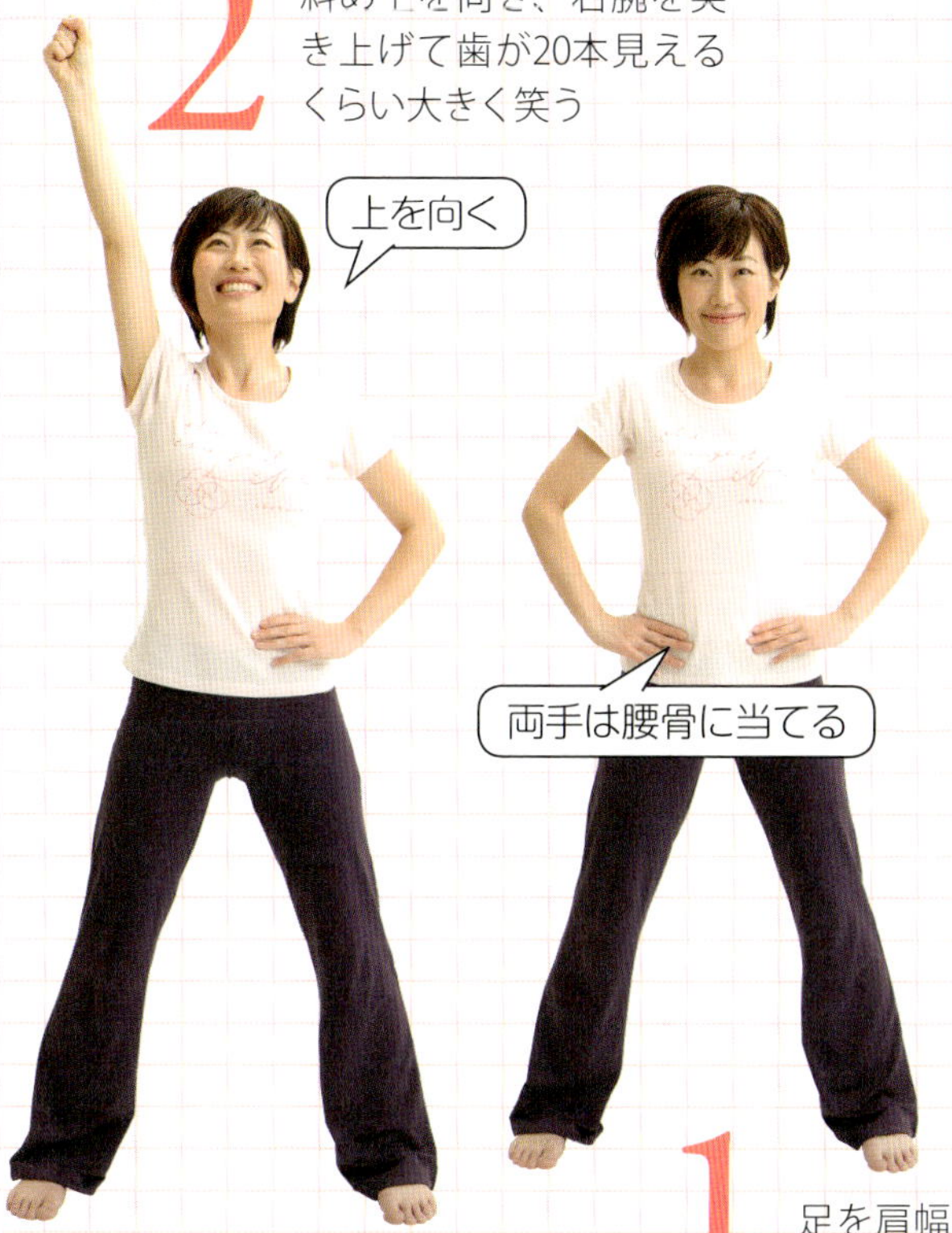
上を向く
両手は腰骨に当てる

動作と表情で脳を騙す！

腕を振り上げ、胸を張り、大地を踏みしめる……。パワーのポーズで「脳を騙す」と、気分が変わる。笑顔も同じ。たとえ、つくり笑いでも、表情筋の動きで脳が「楽しい」と勘違い。「沈んでる場合じゃない」と思えてくる

大事な仕事が控えているけど不安……そんなとき、このポーズをするだけで元気が出ます。ハーバード大学の社会心理学者エイミー・カディが行なった調査によると、力強いポーズを2分間とるだけで、脳内でテストステロン（男性ホルモン）が増加し、ストレスホルモン「コルチゾール」の減少が見られたといいます。

ここ一番でパワーを発揮できる！

やる気マックス！スクワット

こんな症状に

やる気が出ない、自信がない、ストレス、筋力低下、代謝の低下、冷え

1日2セット

男性ホルモン増量の技

筋トレの王道「スクワット」×「やる気ポーズ」の掛け合わせは強力。太もも前部の大腿四頭筋は人体で一番大きな筋肉なので、鍛えると、やる気を生む男性ホルモン「テストステロン」が活性化。やる気ポーズで脳内でもテストステロンが増加するので、やる気と自信が湧き上がります

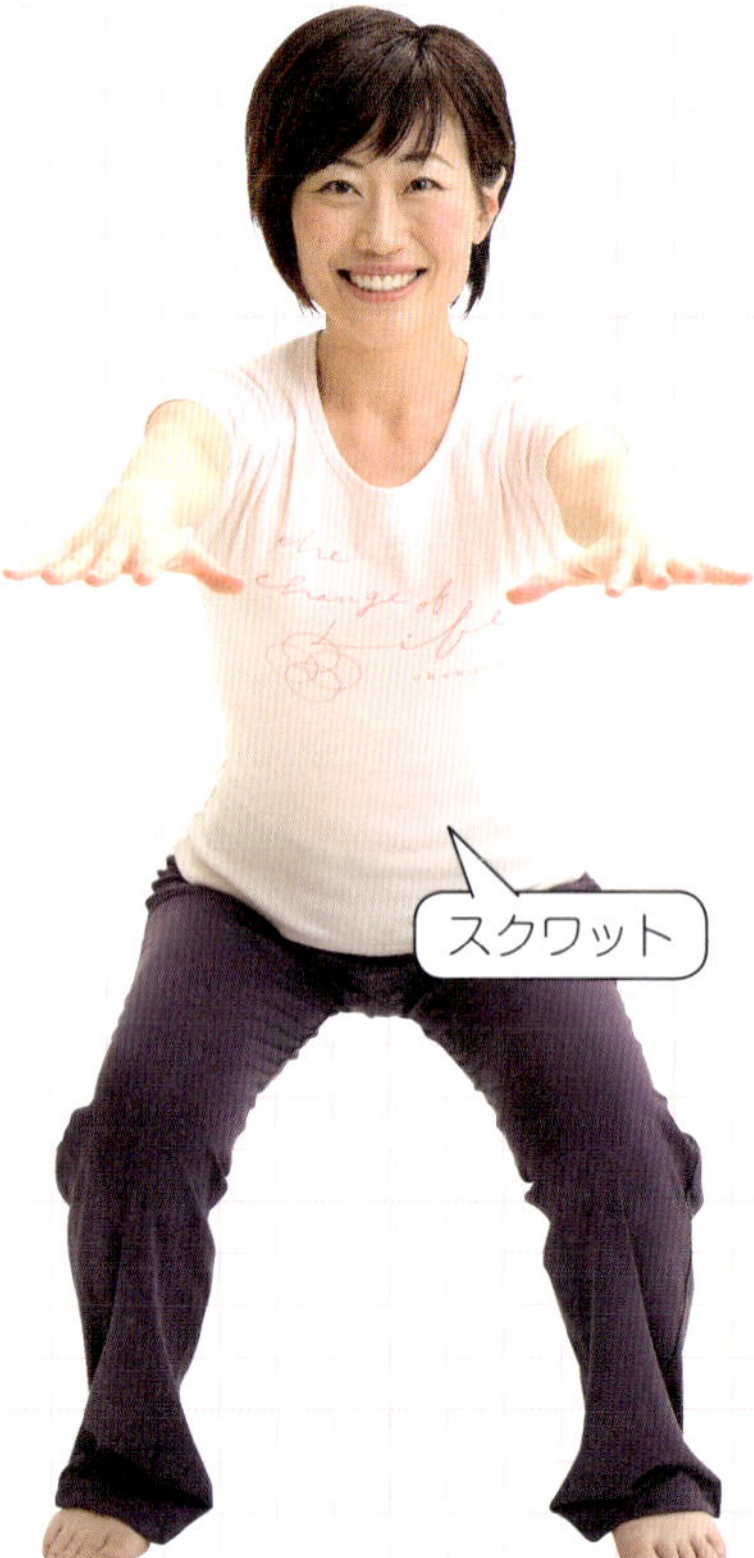

1 足を肩幅に開き、スクワットを5回行なう

前項の「やる気ポーズ」にスクワットの動きを加えてパワー増強。緊張したり不安なとき、勇気と自信が泉のように湧き出してきます。太もも前部の大きな筋肉を刺激するので、足から頭まで、全身の血流がアップ。運動とポーズの相乗効果で、積極性が高まり、体も心もポジティブな変化をとげます。

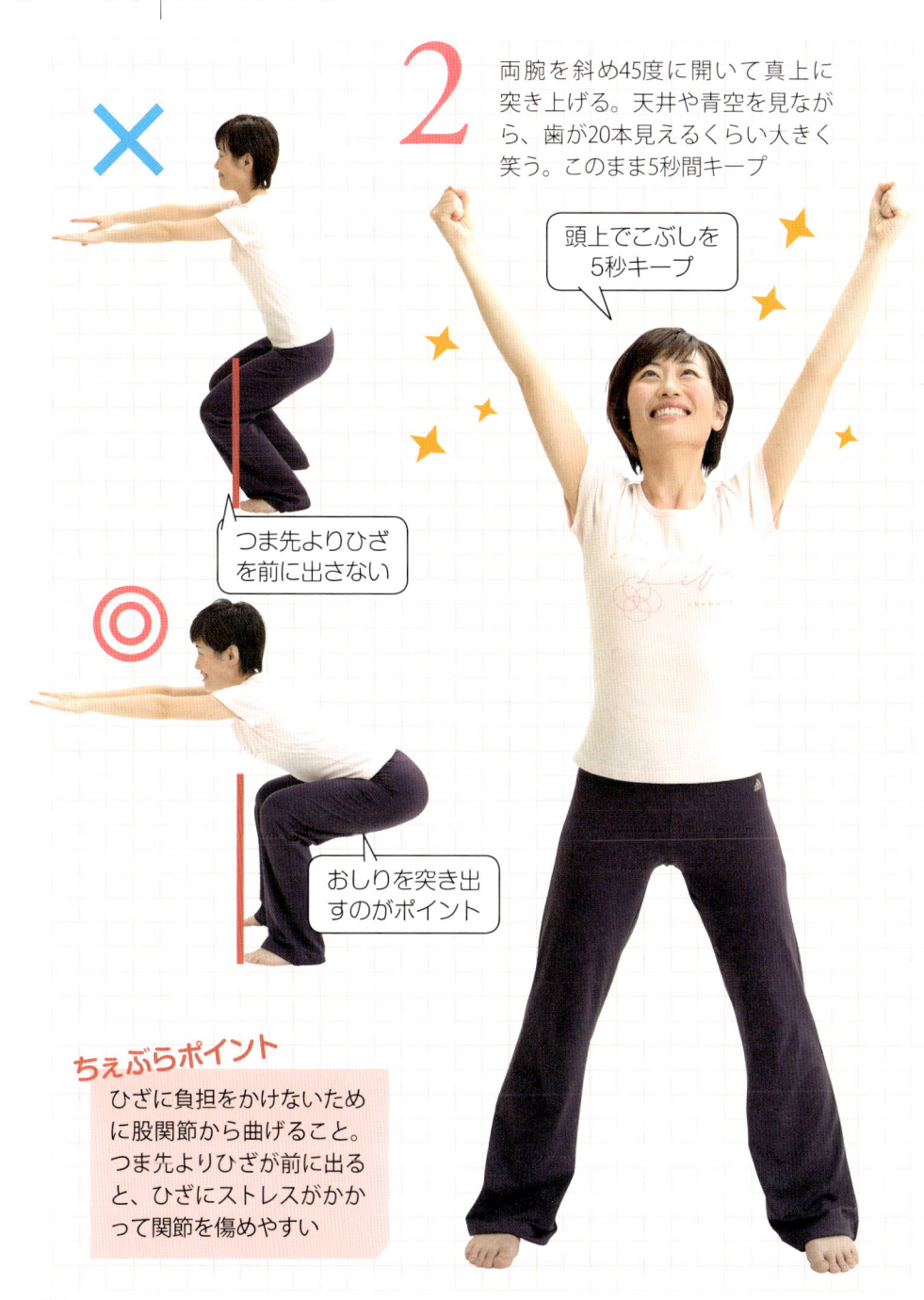

2

両腕を斜め45度に開いて真上に突き上げる。天井や青空を見ながら、歯が20本見えるくらい大きく笑う。このまま5秒間キープ

×

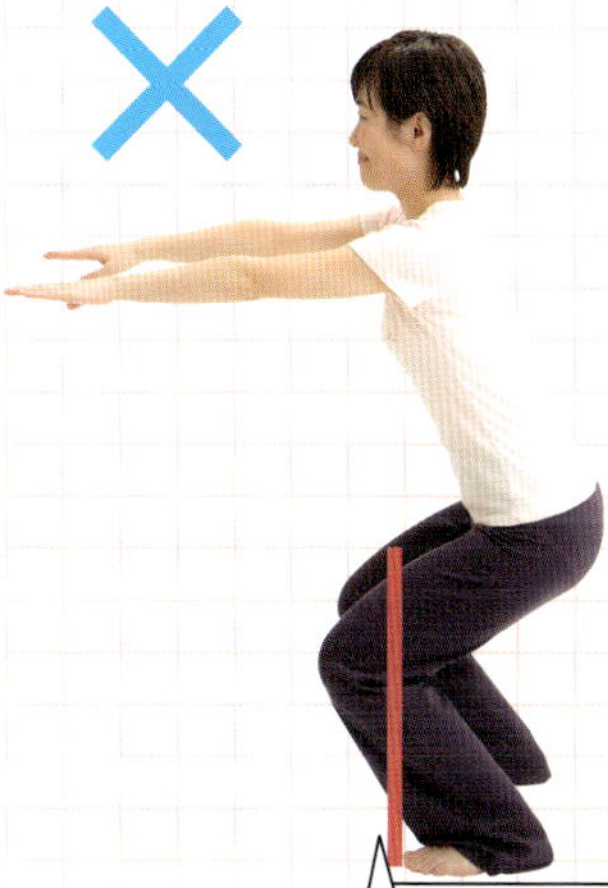
つま先よりひざを前に出さない

◎

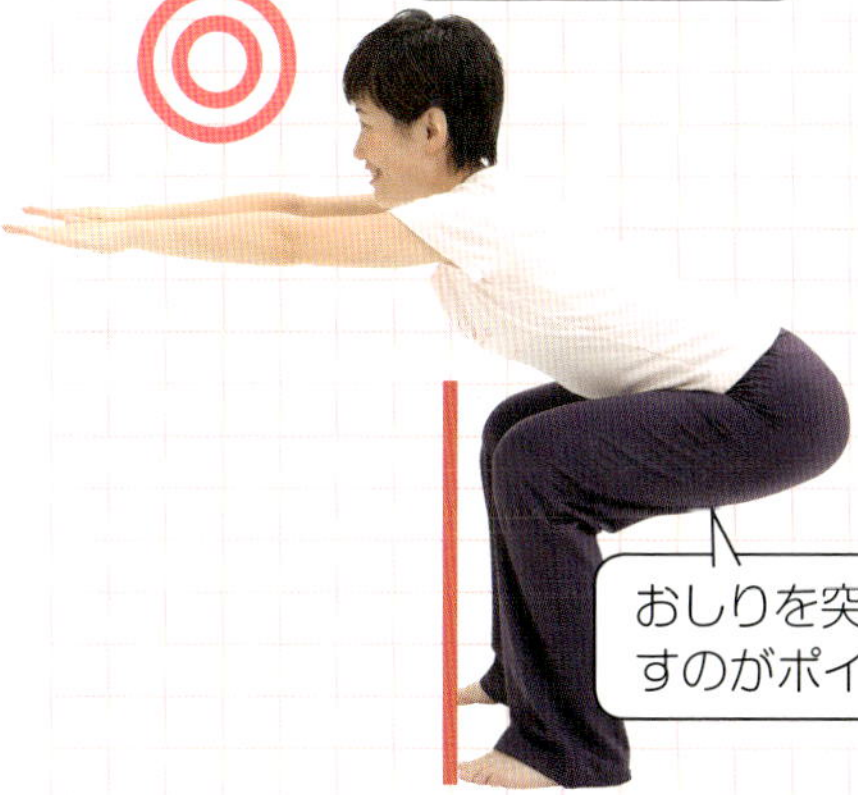
おしりを突き出すのがポイント

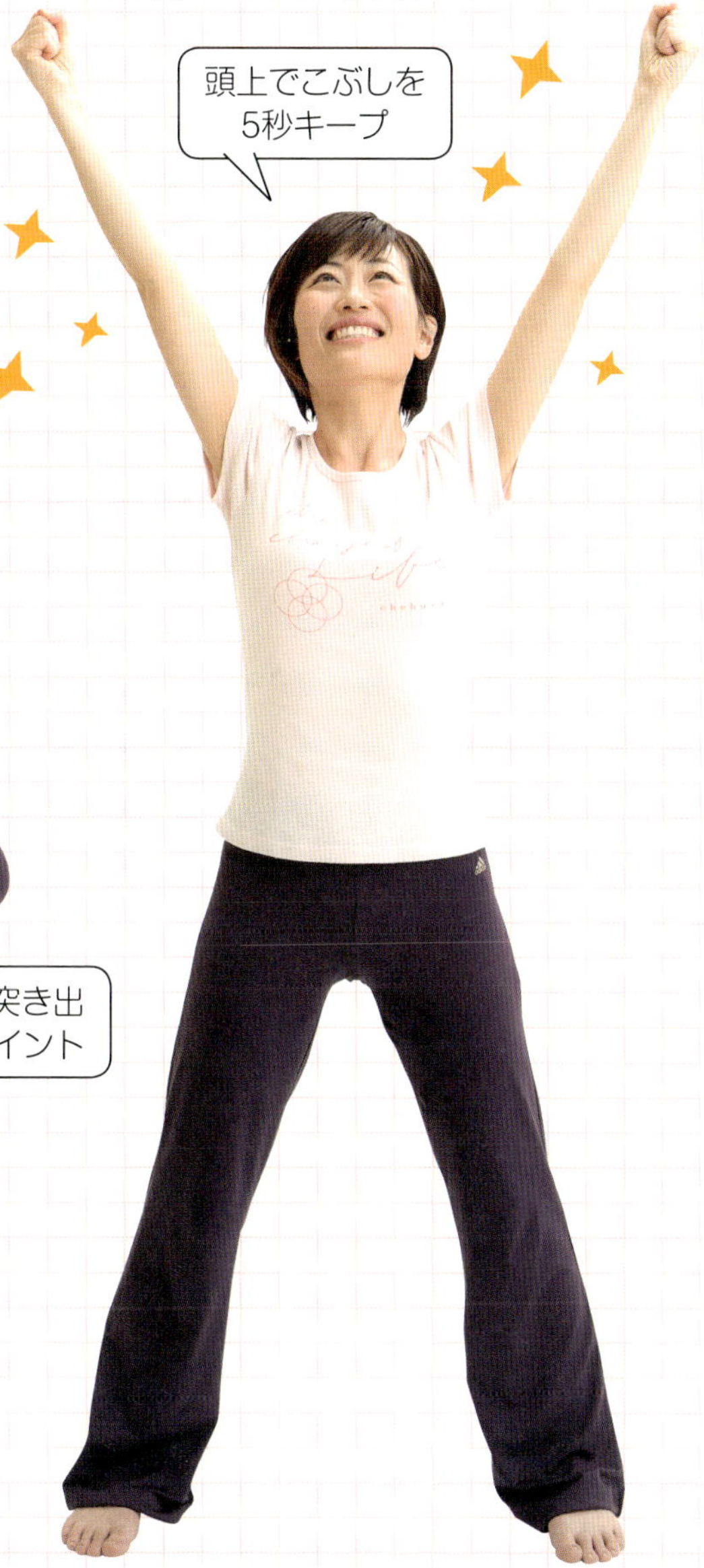
頭上でこぶしを5秒キープ

ちぇぶらポイント

ひざに負担をかけないために股関節から曲げること。つま先よりひざが前に出ると、ひざにストレスがかかって関節を傷めやすい

まずは3週間試して習慣化を！

「ちぇぶら体操」を実際に試してみた印象は、いかがでしたか？

体の軽さや体調のよさ、いい気分を味わっていただけたなら幸いです。

「行動は21日間で習慣になる」といいます。日常生活のほんの5%でも「ちぇぶら体操」の動きを意識して暮らしていると、細胞が生まれ変わるとされる3週間が経過するころには、自然と体を動かしたくなっているでしょう。

セミナーで訪れた企業の中には、エレベーターに「ちぇぶら体操」のコピーを貼って、社員に運動の習慣化を呼びかけてくださっているところもあります。こうした働きかけで、仕事の合間の運動も定着しやすくなります。

習慣が変われば体が変わり、体が変われば行動も変わります。更年期以降は、つくった習慣に自分がつくられていくのです。

更年期を過ぎた60代女性は、幸せ指数がどの年代よりも高いという調査報告もあります。旅行や料理など、趣味を充実させたライフスタイルや、それらを共有する仲間に恵まれることで、幸福度が高まるのです。

体調の大波を越えた先に人生最高の幸福感があるとなれば、想像しただけでうれしくなります。体操のほかに、普段の生活の中で簡単にできる「動く工夫」をザッとご紹介。たとえば――、

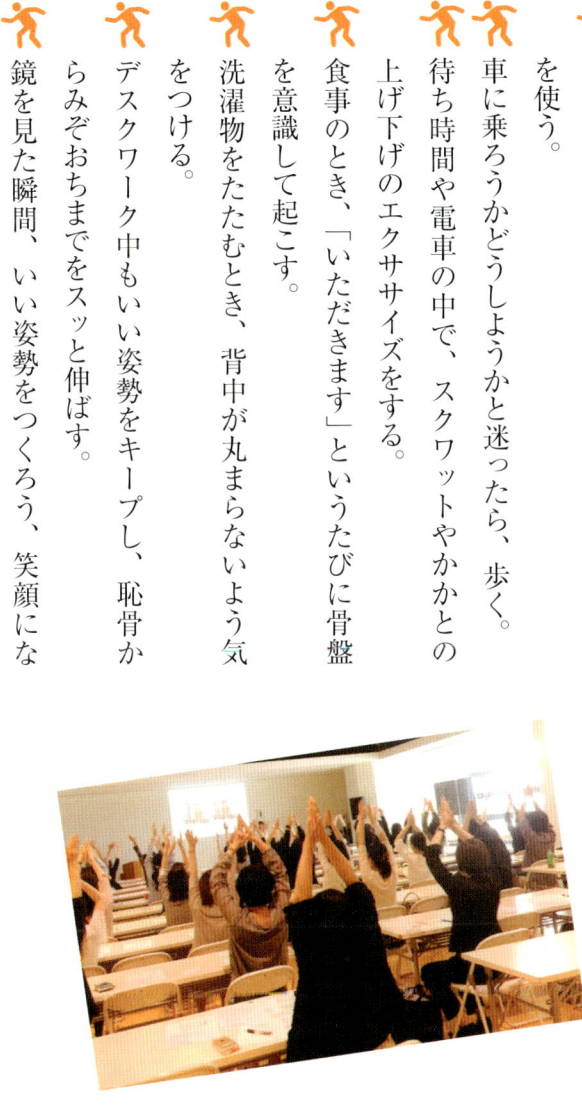

- エスカレーターやエレベーターに乗らず、階段を使う。
- 車に乗ろうかどうしようかと迷ったら、歩く。
- 待ち時間や電車の中で、スクワットやかかとの上げ下げのエクササイズをする。
- 食事のとき、「いただきます」というたびに骨盤を意識して起こす。
- 洗濯物をたたむとき、背中が丸まらないよう気をつける。
- デスクワーク中もいい姿勢をキープし、恥骨からみぞおちまでをスッと伸ばす。
- 鏡を見た瞬間、いい姿勢をつくろう、笑顔にな

ろうとする。

これらは、もちろん私もやっています。さらに最近は、

パソコンを高い所において　片足立ちで作業する。

エレベーターに誰もいなかったら、その場でスクワット、空気椅子に座った格好でキープ。買い物袋を持っていたら、ダンベル代わりに使う。

など、日常生活での動く工夫を楽しんでいます。歩くときは、もちろん骨盤ウォーキングで。慌しい日常でも、エクササイズはどこでもできるのです。

生活の場は、どこだって格好のトレーニング場。小さな運動でも積もり積もれば、〝健康貯筋〟もたっぷり。**続けるうちに、フットワークの軽さ、動く快適さを肌で感じ、「あっ、変わった……」と、自分の成長に気づけば、うれしくなってまた動きたくなり、次の展開が拓けます。**

今やったことで今日や明日の体調がよくなり、未来の体が変わります。10年、20年後の自分の体をつくり変えていけるのだから、素敵なことですよね。

人生はまだまだこれから。自分の未来に、健康と幸せを惜しみなくプレゼントしましょう。気前よくたっぷりと！

CHAPTER 4

知るだけで心がポジティブ・チェンジ！

メンタルと人生にミラクルを起こす！

知ればイメージが明るく変わる！
世界が祝福！ 女性の記念日

「更年期」のとらえ方、考え方は、国や文化によってもかなり異なります。欧米では、閉経や更年期を「セカンドハネムーン」「新しい人生のスタート」などと、楽しみなこと、ハッピーなこととしてとらえています。

Q1 「更年期・閉経」の記念日があるって本当!?

10月18日は、「World Menopause Day（世界メノポーズデー）」という記念日です。メノポーズとは、英語で「更年期」「閉経」のこと。だから直訳すると「閉経記念日」とか「更年期の日」！　この存在を初めて知ったとき、なんてポジティブなとらえ方なの！　と感激したものです。

これは「**国際閉経学会**（International Menopause Society＝ＩＭＳ）」という、１９７６年に世界で最初に設立された更年期医学会が、「更年期の健康に関わる情報を、全世界へ提供する日」として制定した記念日です。

Q2 「世界メノポーズデー」に何をするの？

10月18〜24日の「メノポーズ週間」では欧米諸国を中心に、各地で女性たちを応援するさまざまなイベントが行なわれます。IMSでは、世界中から第一線で活躍する研究者が集まる国際会議も定期開催されています。**2018年には私も日本の代表として民間団体初の参加を果たしています。カナダ・バンクーバーでこれまでの研究成果を発表し、大好評を博しました。**

Q3 日本での「世界メノポーズデー」の認知度は？

残念ながら、まだ一般的にはあまり知られていません。日本は、女性の健康の情報やサポート体制が不十分で、他国から大きく出遅れているのが現状です。ただ、女性従業員が多く、女性の管理職登用が進んでいる民間企業では、働く女性社員をサポートする、更年期ケアへの取り組みがどんどんはじまっています。

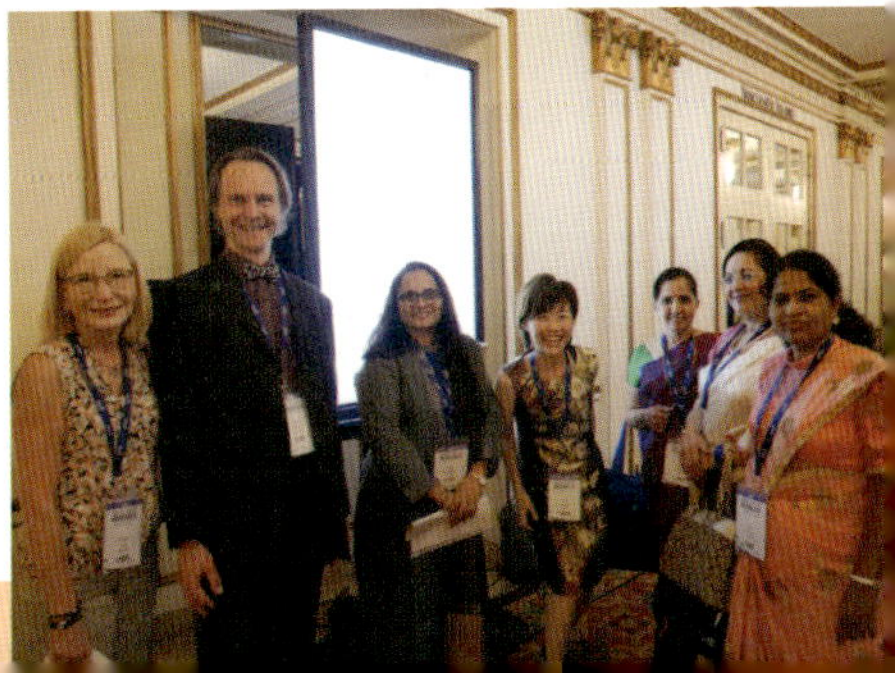

「国際閉経学会（IMS）」には、世界中から更年期の専門家が集まり、研究の発表などが行なわれる

欧米では閉経は「楽しみ」なこと！

「ハッピーメノポーズ」というように、欧米諸国では更年期や閉経をハッピーなこと、とする考え方があります。そのため、メノポーズ週間は、ちょっとしたお祭りムード。女性たちは「更年期以降を元気に生きていくステップ」として、イベントへの参加にも積極的です。

日本では、更年期というと〝触れてはいけない話題〟とか、「私、今、更年期なんです」と、大きな声でいえない雰囲気がまだあるようです。年代によってもとらえ方はさまざまですが、「女としては終わり。がっかりだわ」と思う方が少なくありません。**ところが、発想を切り替え、違う角度から更年期を見てみると、本当に「ハッピー」なことがいくつもあります。**

たとえば……、

「月経のわずらわしさから解放される」とか、「月経前症候群（ＰＭＳ）や月経痛のつらさがなくなり、精神的にも肉体的にも安定しやすい」など。

欧米の女性たちにメリットを尋ねると、こんな声もよく聞こえてきます。

「（経血もれを気にせず）白いパンツやスカートをいつでもはける」

「妊娠を考えずに（避妊せずに）セックスが楽しめる」

やはり、性に対する考え方がオープンで、ポジティブ転換がうまいと感じます。更年期を迎えた夫婦は「セカンドハネムーン」として、「新しい人生のスタート」を周囲が祝福するほど。夫婦関係を見直す、健康を取り戻す、新しい趣味やビジネスをはじめるなど、まさにザ・チェンジ・オブ・ライフの絶好の機会にしているのです。

実はこんなにある！閉経後のメリット

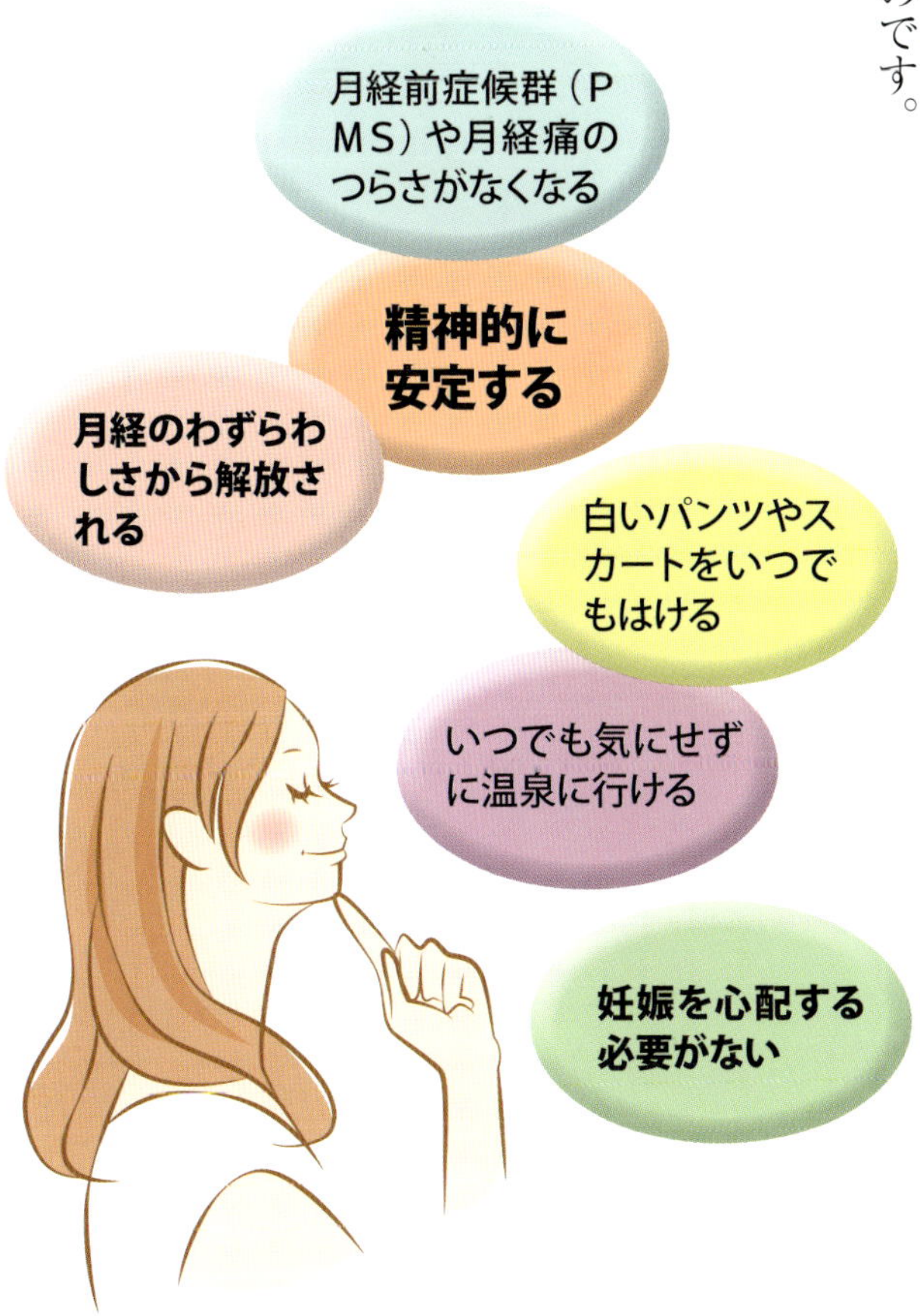
月経前症候群（PMS）や月経痛のつらさがなくなる
精神的に安定する
月経のわずらわしさから解放される
白いパンツやスカートをいつでもはける
いつでも気にせずに温泉に行ける
妊娠を心配する必要がない

医学的にも、生命の仕組み的にも、閉経はこんなにメリットがあります！

実は、**「女性は更年期によって命を守られている」**ともいえます。

女性ホルモンは、美と健康を守ってくれますが、女性特有の病のリスクを上げる一面もあるからです。医学的な見地から見ると、女性ホルモンの分泌が止まる閉経後は、婦人科疾患のリスクが下がるのです。

子宮筋腫《きんしゅ》が小さくなり、乳腺炎《にゅうせんえん》や乳腺症が改善され、乳がん・子宮がんの発症頻度も更年期をピークに徐々に減ってきます（ただし、年代にかかわらず、がん検診は受けましょう）。ホルモンの変化で起こる頭痛や不眠、気分の抑うつも改善されるケースが多くなります。

もう一つの見逃せないメリットは、閉経すると妊娠する心配がなくなること。

少し、残念なことのように思うかもしれませんが、妊娠するということは、女性にとってまさに命がけの大イベント。考えてみてください、もし60歳や70

歳を過ぎて妊娠したら、母子ともに命の危険にさらされてしまいます。つまり、50歳前後の閉経は、そうした**リスクをなくすという意味で、その後の人生をベストな状態へと導いてくれている**のです。

「心も体も安定した生き方ができるようになった」と、更年期を過ぎた女性たちが、口をそろえておっしゃいます。

大波を乗り越えて体のざわつきがおさまり、心の安定をつかみ取る感じは、「女性ホルモン、ほぼゼロ」地点だからこそ味わえる「いいこと」の一つです。

医学的に見た閉経によるメリット

1 婦人科疾患のリスクが下がる

2 妊娠・出産のリスクがなくなる

3 頭痛や不眠、気分の抑うつなど、ホルモン変化による不調の改善

ホルモンの変化も見据えてポジティブに未来をデザインしよう

心も体もポジティブにチェンジできた講演会やセミナーのしめくくりに、いつも皆さんに書いていただくのが**「ライフ&キャリア・デザインシート」**です。

加齢に伴う性ホルモンの変動と、年代ごとにリスクが高まる疾患があらかじめ記載されたシートに、これまでの人生を「ライフ」「キャリア」「暮らし」の三つの視点から記入するものです。116ページは、その記入例です。

これを「書く」ことが、更年期症状のセルフケアになるのです。どういうことでしょうか?

文字にして記入すると、自分の人生が大きくシフトチェンジする時期を客観的に観察できます。「いつ何があって、何が変わったか? これから何が起こるか」など、山あり谷ありの人生の傾向や、未来を客観的に観察できます。たとえ同じことが起こるにしても、丸腰でその変化を迎えるのと、心構えができているのとでは、過ごし方や対処の仕方、何より心の余裕が変わります。

シートに書いて人生を俯瞰《ふかん》すると、「この時期には親も高齢になるし、自分も更年期後半だから、これは早めにすませておこう」などとプランを立てることができます。

ときには、キャリアアップかプライベートを充実させるかの選択を迫られることもあるでしょう。そんな人生の重大な選択を迫られたときも、このシートは役立ちます。「大切な決断は、体調のいいときにしよう」などと、決断を早まらずに、冷静に前向きな選択をすることもできます。

人生と体調の関係を観察することで、頭が整理され、未来が拓けるセルフケアなのです。

3つの視点で人生をデザイン！

ライフ
自分の意志で決断し、行動できる、自分にとっての転機。就学、引っ越し、結婚、出産など

キャリア
仕事や趣味において、身につけた技術、資格など

暮らし
自分に関わることだけれど、自分の意思でコントロールできない変化。子どもの受験や巣立ち、子どもの結婚、親の介護、夫の定年退職など

ライフ&キャリア・デザインシート

自分の人生の主人公はいつだって自分。「自分はどうありたいのか」を主体的に考えることが、これからの充実した日々につながります。116ページの例を参考に、ご自身の「寿命100年」の人生をデザインしてみてください！

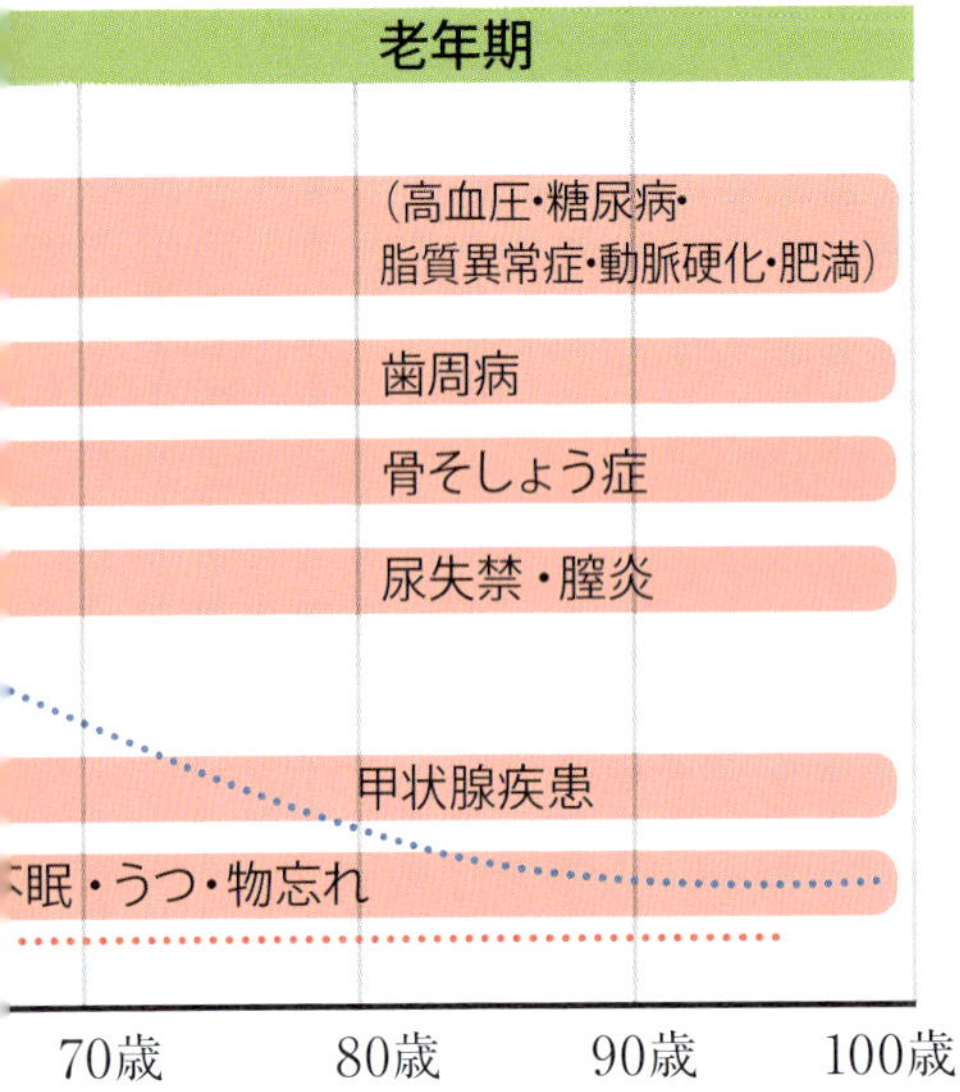

老年期
（高血圧・糖尿病・
脂質異常症・動脈硬化・肥満）
歯周病
骨そしょう症
尿失禁・膣炎
甲状腺疾患
眠・うつ・物忘れ
70歳
80歳
90歳
100歳

【記入内容例】
部活
引っ越し
一人暮らし
結婚
家購入
進学
就職
出産
子どもの思春期
子どもの進学
夫の退職
親の還暦
資格取得
運動習慣
趣味
など

ライフ&キャリア・デザインシート

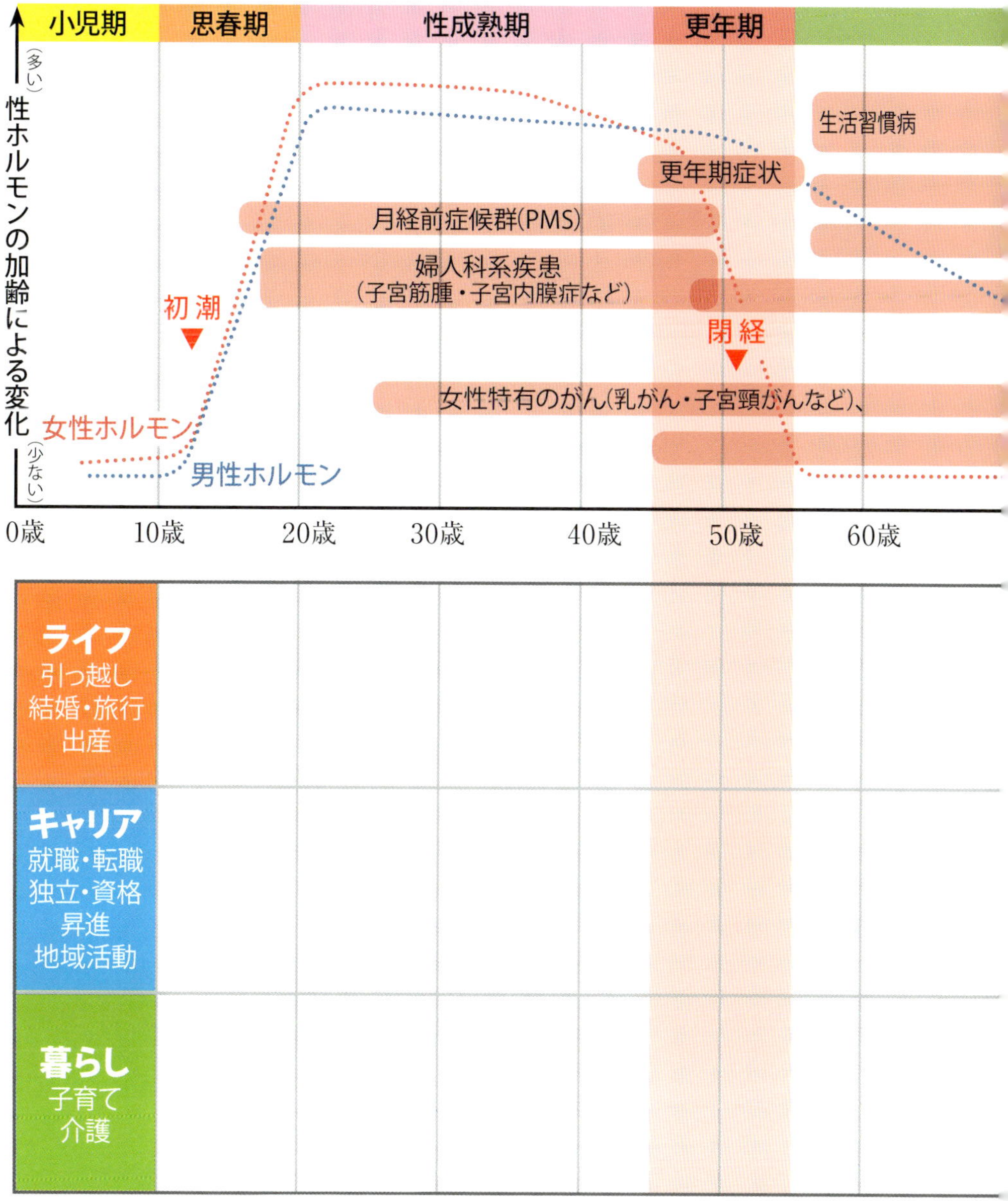

ライフ&キャリア・デザインシート記入例

○の中の数字は年齢

Bigイベント

例1

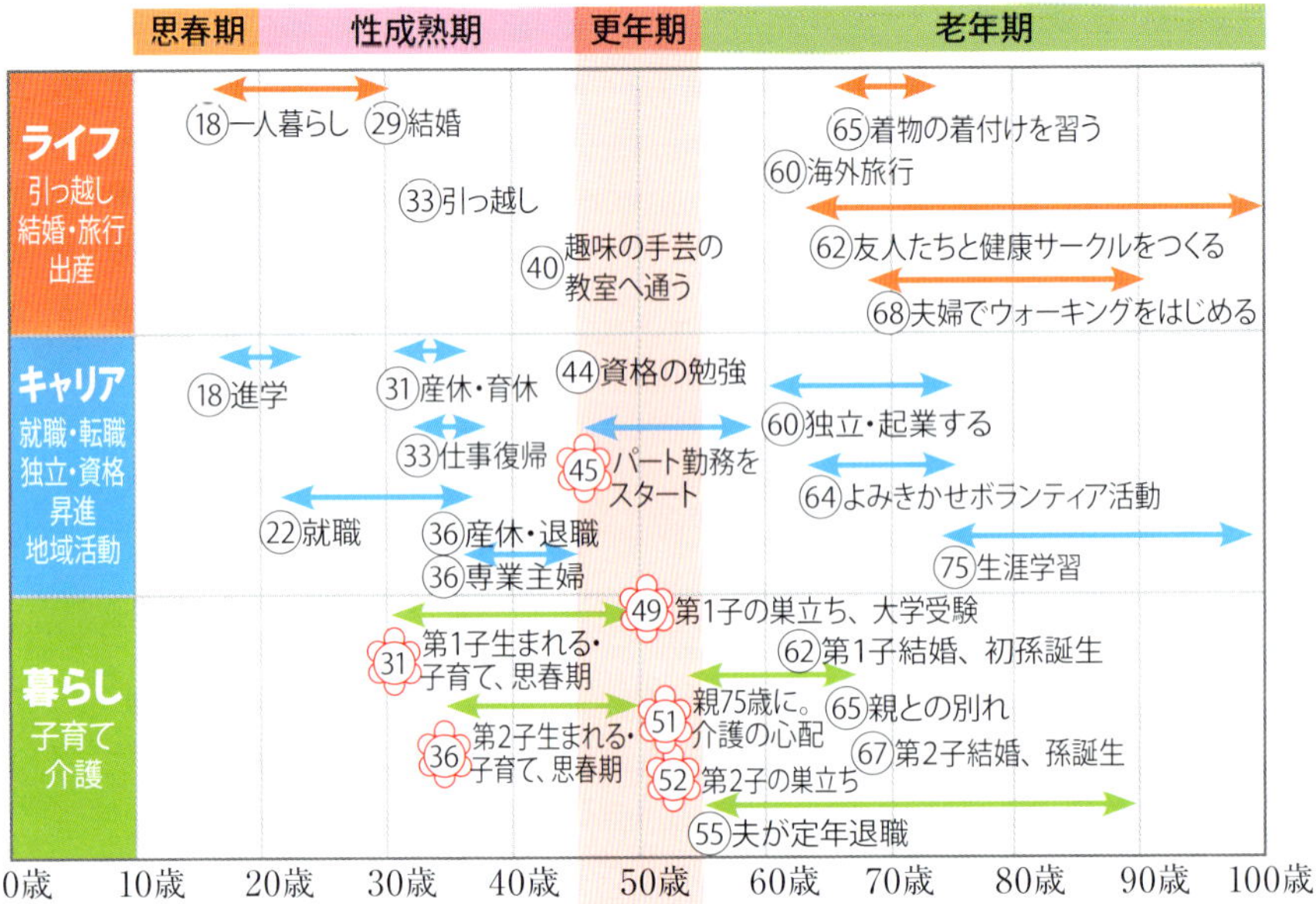

例2

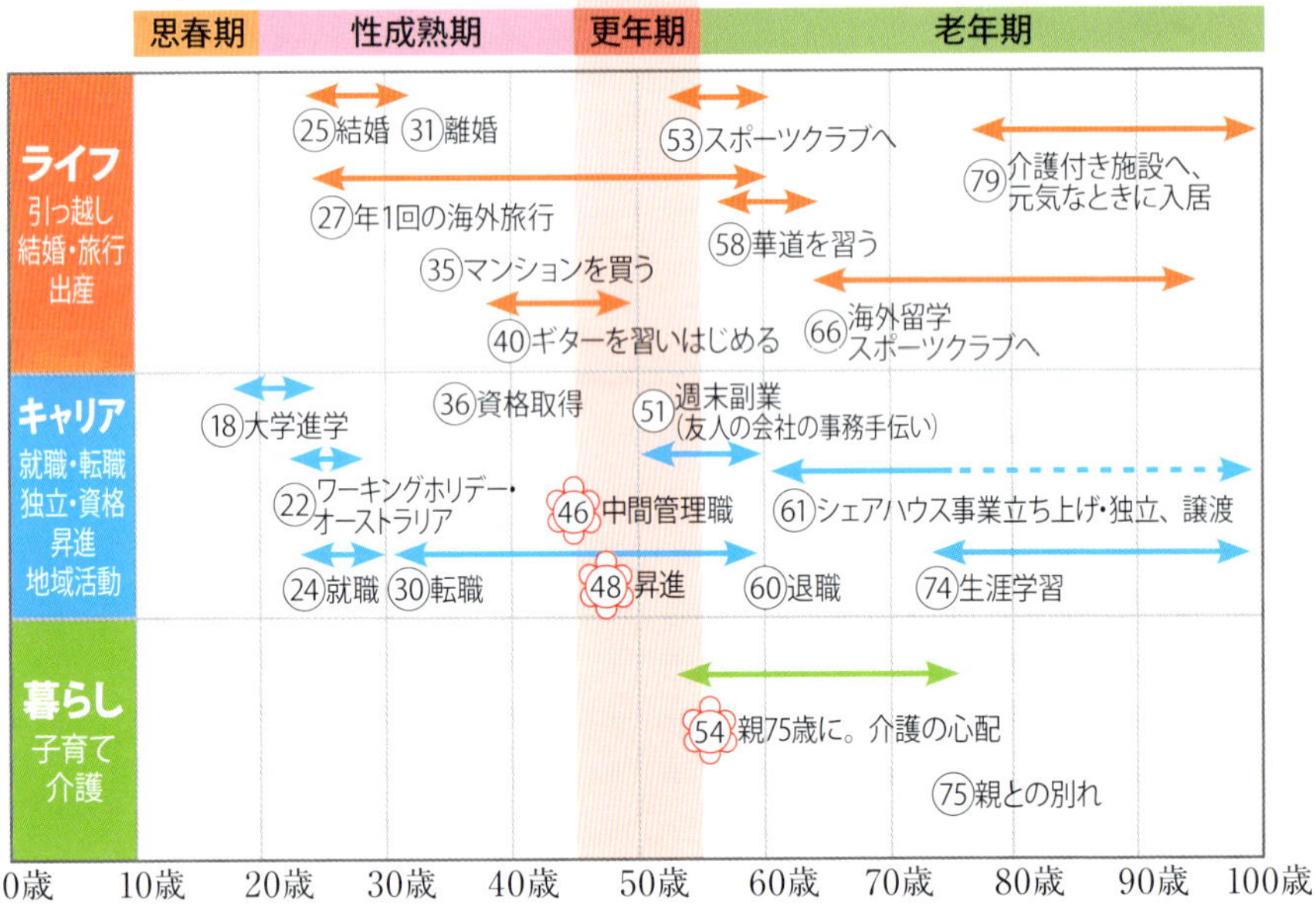

CHAPTER 5

更年期症状と間違いやすい病気

こんな異変に
気づいたらどうする?

運動で改善しない更年期のような症状は、ほかの病気のサインかも

「何をしても体調がいまひとつ……」。具合が悪いのは更年期のせいだろうと思っていたら、**重大な病気のサイン**だったということがあります。そんなときに備えて知っておきたい症状や、医療機関とのつき合い方、そして対策をご紹介します。まず、更年期症状の陰に隠れて見逃しやすい代表的な三つの症例です。

Q1 体が重だるく疲れやすいのは？

甲状腺機能障害かも

47歳の友人は、手足の冷えやむくみがひどく、体が鉛のように重たくなり、月経不順の相談もかねて婦人科で診てもらったところ、甲状腺機能低下症と判明。甲状腺機能亢進《こうしん》症の場合は、汗をかきやすくなり、動悸がともないます。

Q2 のどが渇く、頻尿は？

糖尿病かも

女性ホルモンには血糖値の上昇を抑える働きがあるので、分泌量が減ると糖尿病のリスクも上がります。受講生の51歳の女性は、のどが渇く症状を見過ごしているうちに急にやせてきて、異変に気づいたそうです。

Q3 月経異常、不正出血があったら？

子宮がん、子宮筋腫、子宮内膜症かも

更年期と重なって見逃しやすいのが婦人科系の疾患です。過多月経や不正出血は子宮の病気と密接に関係します。甲状腺機能障害でも月経異常になることがあります。ほかにも、「頭痛」は高血圧やくも膜下出血、「手足のしびれ」は関節リウマチや脳梗塞などが疑われます。

強い不調を感じる場合や、体をよく休めても改善しないときは、ためらわず病院で受診することが大切。**早期発見して身を守るには、お医者さんに相談することはとても大切な選択肢です。**

似ていても違う「うつ病」と、「更年期うつ」。迷ったらまず婦人科へ

逆に、更年期とは無関係だと思っていたら、実は更年期症状（障害）だったという事例もあります。特に間違いやすいのが「うつ病」です。

うつ病と更年期うつは、似ているようですが、原因も治療法も異なります。

うつ病の治療では抗うつ剤が処方されますが、更年期うつは性ホルモンの減少が一因なので、女性ホルモン補充療法が効果的です。そのため、心療内科で投薬治療をしても改善せず、かえって長引かせてしまう患者さんもいます。

日本女性医学学会は、**更年期世代でうつっぽさを感じたら、まずは婦人科や更年期外来など、更年期治療に力を入れている医療機関の専門医への相談をすすめています。**

ＮＰＯ法人「女性の健康とメノポーズ協会」のＨＰから、全国の婦人科・更年期外来が検索できます。

(http://www.meno-sg.net/?page_id=535)

どれくらいの症状から受診すればいい?

病院受診のタイミングに迷ったら、医療機関で一般に使われている「簡略更年期指数(SMI)」の表を使って自己チェックします。10項目の症状について自己評価した合計点を出し、50点以上の場合は婦人科受診の目安になります。

原因も治療法も違う2つの「うつ」

更年期うつ	うつ病	
性ホルモンの減少	ストレス、脳内の神経伝達物質の異常など	原因
女性ホルモン補充療法	カウンセリング、抗うつ剤など	対処法

簡略更年期指数チェック項目

症状	強	中	弱	無	点数
1 顔がほてる	10	6	3	0	
2 汗をかきやすい	10	6	3	0	
3 腰や手足が冷えやすい	14	9	5	0	
4 息切れ・動悸がする	12	8	4	0	
5 寝つきが悪い・眠りが浅い	14	9	5	0	
6 怒りやすくイライラする	12	8	4	0	
7 くよくよしたり憂うつになる	7	5	3	0	
8 頭痛・めまい・吐き気がよくある	7	5	3	0	
9 疲れやすい	7	4	2	0	
10 肩こり・腰痛・手足の痛みがある	7	5	3	0	

合計

	評価	45～55歳の女性のうち
0～25点	異常なし	20%強
26～50点	食事・運動に注意を	40%強
51～65点	更年期・閉経外来を受診すべき	20%強
66～80点	長期にわたる計画的な治療が必要	10%強
81～100点	各科の精密検査に基づいた長期の計画的な治療が必要	数%

(引用文献)小山嵩夫:更年期・閉経外来一更年期から老年期の婦人の健康管理について
日本医師会雑誌109:259-264、1993

婦人科を受診する前に、この準備を

いざ診察となったとき、**「緊張してうまく不調を伝えられなかった」**という話をよく聞きます。初診時には、事前に左記のメモを準備しておくと医師への伝え忘れが防げて、安心。治療法は、ホルモン補充療法（ＨＲＴ）や漢方薬治療などの選択肢がありますが、ＨＲＴは、リスクがあることを理由に簡単に処方しない医師もいれば、メリットに重点を置き積極的にすすめる医師もいます。「先生にお任せします」ではなく、自分が望む治療を受けられるよう、ＨＰなどを事前にチェックし、不明点は質問して自分の健康の選択は自分の意志で決めましょう。

婦人科受診に必要なメモ 4つのポイント

1 気になる症状

2 ほかにかかっている病院や、処方されている薬のリスト（もしくはお薬手帳）、服用している市販薬やサプリメントのリスト

3 最終月経の時期や期間、周期など

4 改善したいことや、知りたいこと

早すぎる閉経を放置すると老化も早まる

43歳未満で無月経になる**「早すぎる閉経」は、婦人科の治療が必要です。**閉経年齢は、世界的に見ても45〜55歳が一般的。あまり早期に女性ホルモンの働きが低下すると、骨密度の減少や血管の劣化など、体が早く老化してしまい、生活習慣病のリスクも跳ね上がります。

20代や30代前半で生理不順になり、更年期のような症状があらわれる女性も増えています。「若年性更年期」と考える人もいますが、不調の原因の多くは、過度なダイエットやストレス、不規則な生活など。**閉経に向けての卵巣機能の低下による更年期症状とは別ものととらえて、生活を見直しましょう。**

3カ月以上月経がこない状態を「続発性無月経」といい、この場合も婦人科の受診をおすすめします。

ダイエットやストレスによる早期閉経に注意

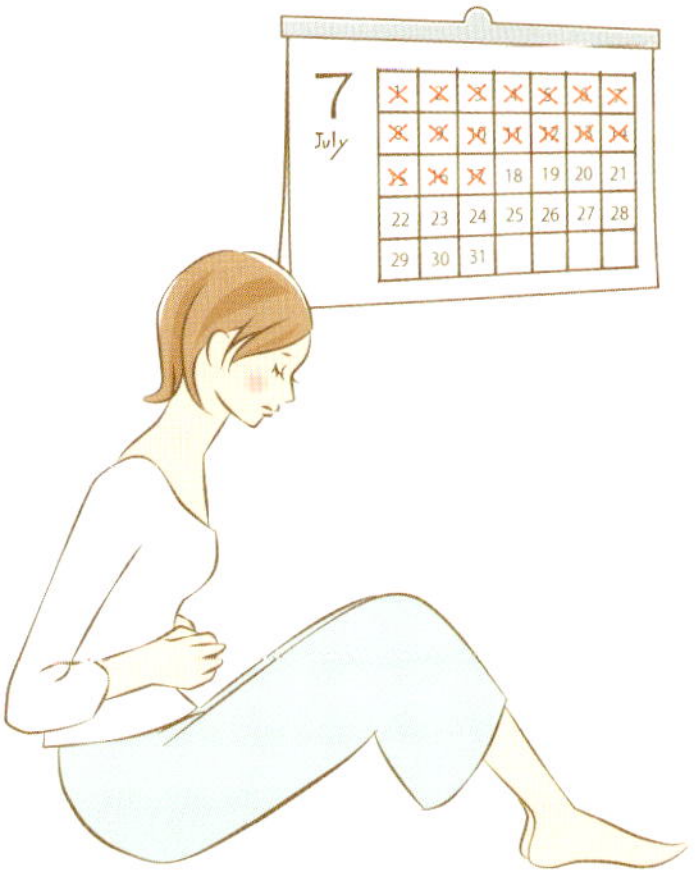

注意！　男性更年期はうつになりやすい

男性にも更年期はあり、女性と同じような更年期症状はあらわれます。**症状が出る年齢は55～65歳ごろですが、女性の閉経のような指標がないため、判断しづらいのです。しかも「うつ症状」が強く出やすいという特徴があります。**日本の年間自殺者は3万数千人で、その5分の1を50代、60代が占めているため、「更年期うつ」が引き金になっている可能性もあります。

今の50代、60代は子どものころから「男の子は強くあるべし」と育てられたので、つらくても弱音を吐けず、やせ我慢しがちで、しかも仕事や家庭でも責任が重くなる時期と重なり、ストレスをため込みやすいのです。

「どうせわかってもらえない」と孤独に陥ると、さらに悪化してしまいがちです。一番の対策は、家族や身近な人に「話す」こと。男らしくない自分が許せなかったけれど、カミングアウトしてつらい状況を理解してもらうことで、救われたという方もいますし、「これをやってみたら?」と、改善につながる情報も集まってきやすくなります。「更年期は女性だけが大変」といった考え方を改め、夫婦間や職場でも気軽に語り合える雰囲気をつくってあげることも対策の一つです。理解者がいれば、居場所も失わず、危機も乗り越えられるのです。身近な人の異変に気づいたら、早めに**泌尿器科あるいは、男性更年期外来やメンズヘルス外来がある医療機関**の受診をすすめてくださいね。

男性版　更年期症状チェックシート

症　状		強	重	中	軽	無	点数
1 総合的に調子が思わしくない	身	5	4	3	2	1	
2 関節や筋肉の痛み	身	5	4	3	2	1	
3 ひどい発汗	身	5	4	3	2	1	
4 睡眠の悩み	身	5	4	3	2	1	
5 よく眠くなる、しばしば疲れを感じる	身	5	4	3	2	1	
6 イライラする	心	5	4	3	2	1	
7 神経質になった	心	5	4	3	2	1	
8 不安感	心	5	4	3	2	1	
9 体の疲労や行動力の減退	身	5	4	3	2	1	
10 筋力の低下	身	5	4	3	2	1	
11 憂うつな気分	心	5	4	3	2	1	
12「絶頂期は過ぎた」と感じる	性	5	4	3	2	1	
13 力つきた、どん底にいると感じる	心	5	4	3	2	1	
14 ひげの伸びが遅くなった	性	5	4	3	2	1	
15 性的能力の衰え	性	5	4	3	2	1	
16 早朝勃起（朝立ち）の回数の減少	性	5	4	3	2	1	
17 性欲の低下	性	5	4	3	2	1	

評価

小計　心［　］　身［　］　性［　］　合計［　］点

症状の程度	心理的要素	身体的要素	性機能要素	総合評価
なし	5点以下	8点以下	5点以下	17〜26点
軽度	6〜8点	9〜12点	6〜7点	27〜36点
中程度	9〜12点	13〜18点	8〜10点	37〜49点
重度	13点以上	19点以上	11点以上	50点以上

EPILOGUE

本書を手に取っていただき、本当にありがとうございます。

更年期の知識とケアを伝えるため、たった一人ではじめた「ちぇぶら」の活動ですが、今ではたくさんの仲間や応援してくださる方々に恵まれ、全国で講演会やセミナーを開催できるようになりました。たとえば、花王株式会社様では、男女ともに参加する「ちぇぶら」研修を実施させていただきました。花王様は、国内でもかなり早い段階で女性の健康の重要性にフォーカスし、精力的に取り組んでいらっしゃいます。株式会社パソナ様では、従業員の女性のほか、一般の方も参加できる講座形式で実施。日本アイ・ビー・エム株式会社様では、当初定員30人の予定だった講演に１８０人も集まってくださり、急遽《きゅうきょ》、講演会場を変更したという、うれしいハプニングもありました。

私たちの活動がちょっとユニークなのは、24人の認定講師が全国で体験型セミナーを行なう一方、演劇集団を立ち上げたり、更年期に関する「おとな女子川柳」を募集したりと、多方面から情報発信していることです。それは、できるだけたくさんの方に、明るく、楽しく、軽快に、更年期のことをお伝えしたいからです。最近はラップミュージックの制作にもチャレンジしました。以下、「90秒のラップでわかるＫＯ－ＮＥＮ

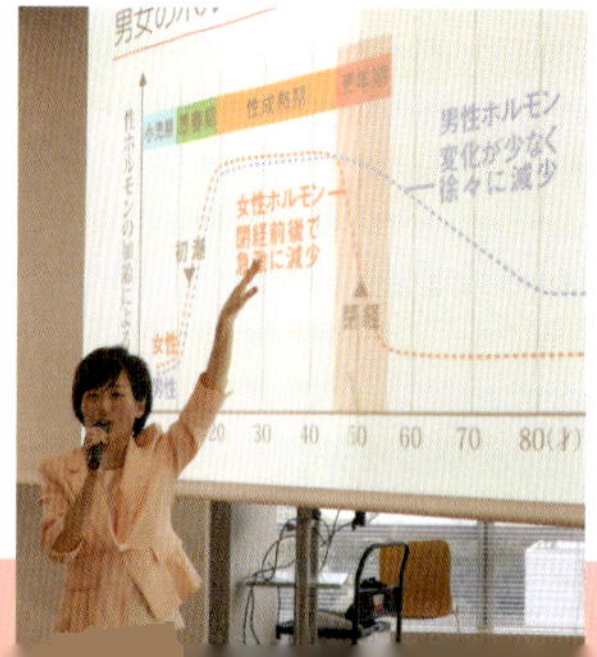

KI」の一部です。

K・N・K　ガマンはもう古い　（＊K・N・KとはKO－NENKIの略）
K・N・K　知識とケアで
K・N・K　チャンスになるのよ
K・N・K　コーネンキは人生の転機
K・N・K　本当の人生がここからはじまる

そう、そうなんです。更年期は人生の転機、新しくはじまる人生です。

これからは、日本はもちろん、海を越えて世界中の皆さんにもお伝えできるよう、「えっ!?」と思うようなプランも進行中です。

人と人とがつながることで、叶えられることがたくさんあります。想いを行動に移すことで現実になり、次の道が面白いように拓けていきます。

どこかで、またお目にかかれたらとてもうれしいです。

合言葉は……そう、ザ・チェンジ・オブ・ライフ！　ちぇぶら！

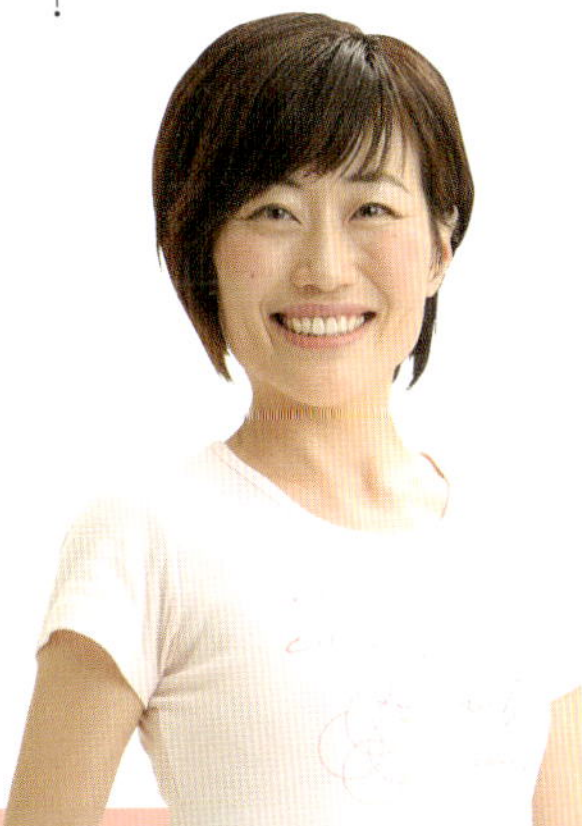

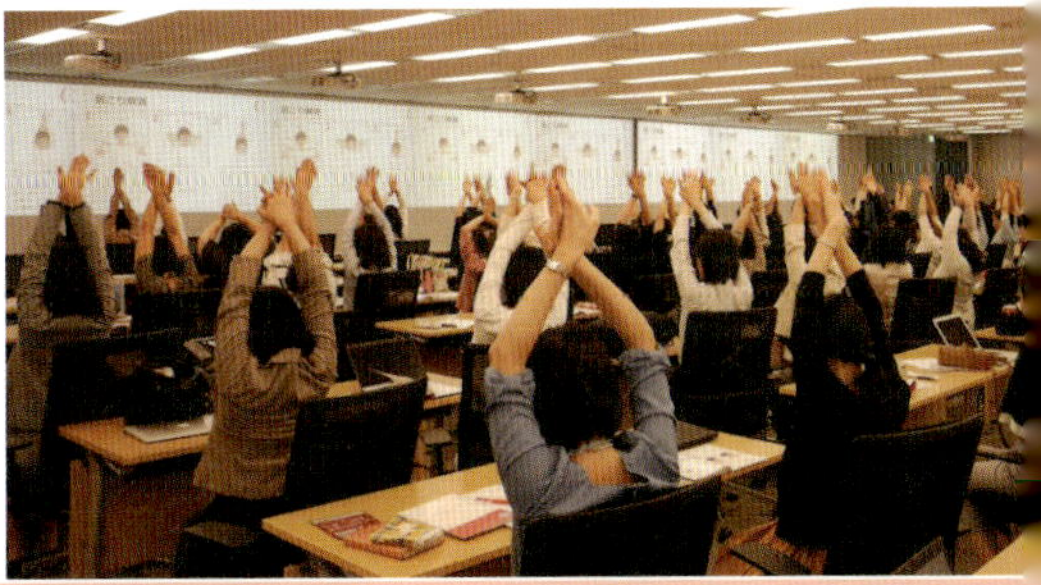

日本IBMでの風景

女《おんな》40代《だい》の体《からだ》にミラクルが起《お》こる！
ちぇぶら体操《たいそう》

著　者　永田京子（ながた・きょうこ）
発行者　押鐘太陽
発行所　株式会社三笠書房
〒102-0072　東京都千代田区飯田橋3-3-1
電話：(03) 5226-5734（営業部）
：(03) 5226-5731（編集部）
http://www.mikasashobo.co.jp
編集協力　桜井裕子、ナイスク（松尾里央　山川稚子）
本文デザイン・DTP　小林友美
本文イラスト協力　株式会社シュガー
本文写真　©Photo AC、©den-sen / PIXTA、©buritora / Shutterstock.com
印刷　誠宏印刷
製本　若林製本工場

編集責任者　清水篤史
ISBN978-4-8379-2799-0　C0030